Carl-Auer

Ausführliche Arbeitsmaterialien zu diesem Buch finden Sie unter
https://www.carl-auer.de/pep-tools

Michael Bohne
Sabine Ebersberger

PEP-Tools für Therapie, Coaching und Pädagogik

Interventionen und Arbeitsmaterialien zur Prozess- und Embodiment-fokussierten Psychologie

Zweite, überarbeitete Auflage, 2025

Themenreihe »Reden reicht nicht!?«
hrsg. von Michael Bohne, Gunther Schmidt, Bernhard Trenkle
Reihengestaltung: Uwe Göbel
Umschlaggestaltung: B. Charlotte Ulrich
Umschlagfoto: © Tom Levold
Illustrationen: Yousra Zekrifa
Redaktion: Markus Pohlmann
Satz: Drißner-Design u. DTP, Meßstetten
Printed in Germany
Druck und Bindung: CPI books GmbH, Leck

MIX
Papier | Fördert gute Waldnutzung
FSC® C083411
FSC www.fsc.org

CPI klimaneutral
Mehr Bäume. Weniger CO_2

Zweite, überarbeitete Auflage, 2025
ISBN 978-3-8497-0614-2 (Printausgabe)
ISBN 978-3-8497-8565-9 (PDF)

Bibliografische Information der Deutschen Nationalbibliothek:
Die Deutsche Nationalbibliothek verzeichnet diese Publikation
in der Deutschen Nationalbibliografie; detaillierte bibliografische
Daten sind im Internet über http://dnb.d-nb.de abrufbar.

Informationen zu unserem gesamten Programm, unseren Autoren
und zum Verlag finden Sie unter: **https://www.carl-auer.de/**
Dort können Sie auch unseren Newsletter abonnieren.

Carl-Auer Verlag GmbH
Vangerowstraße 14 • 69115 Heidelberg
Tel. +49 6221 6438-0 • Fax +49 6221 6438-22
info@carl-auer.de

Inhalt

Besonderer Hinweis

Wer die einzelnen Interventionsstrategien von PEP®[1] bei Klient·innen und Patient·innen[2] anwenden möchte, muss natürlich trotz der bisweilen einfach anmutenden Techniken unbedingt eine zertifizierte PEP®-Fortbildung absolvieren. Es gibt immer Aspekte, die man in Büchern nicht vermitteln kann und die möglicherweise missverstanden werden.

Dieses Arbeitsbuch ist gedacht zur Unterstützung von Kolleg·innen, die schon mit PEP® arbeiten und eine entsprechende Fortbildung besucht haben. Weil man sich dort duzt, haben wir auch in diesem Buch in der Ansprache das »Du« gewählt – ein »Sie« wäre befremdlich.

Wenn Sie PEP® noch nicht kennen bzw. noch keine PEP®-Fortbildung besucht haben, verwandeln Sie das Du doch einfach in ein Sie, oder lassen Sie sich vom Du ansprechen – oder stell dir vor, du bist bei IKEA. :-)

1 Um PEP® vor Missbrauch zu schützen und aus Gründen der Qualitätssicherung ist PEP® markenrechtlich geschützt. Aus Gründen der einfacheren Lesbarkeit wird im folgenden Buch auf das ® verzichtet.
2 Wir bemühen uns, die Texte in diesem Buch gendersensibel zu formulieren, um alle Menschen unabhängig von ihrer Geschlechtszugehörigkeit anzusprechen. Typografisch verwenden wir hierfür den sog. Mediopunkt.

Vorwort

Die »PEP-Tools« möchten dich in deiner täglichen Arbeit als PEP-Anwender·in begleiten und dir einen bunten Strauß an Anregungen für deine praktische Arbeit mitgeben. Die »PEP-Tools« sind als Arbeitsbuch konzipiert. Du kannst es zum Lernen und Wiederholen deines Wissens über PEP, als PEP-Nachschlagewerk, zur Reflexion oder auch als Leitfaden für deine Arbeit nutzen. Für deine praktische Arbeit mit PEP enthalten die »PEP-Tools« eine Vielzahl an Arbeits- und Informationsblättern, die dich und deine Klient·innen einladen, unmittelbar mitzumachen.

Falls dir die Prozess- und Embodimentfokussierte Psychologie (PEP) mit diesem Buch zum ersten Mal begegnet, hilft dir das Arbeitsbuch, eine Ahnung von der Breite und der Methodik der PEP-Tools zu bekommen. Du kannst dann leichter entscheiden, ob du PEP weiterverfolgen und dich in PEP ausbilden lassen möchtest, um es dann in dein Interventionsportfolio aufnehmen zu können.

Wie die PEP funktioniert, wo ihre Wurzeln sind, wie sie sich über die Jahre entwickelt hat, welches ihre Wirkmechanismen und Grundannahmen sind und vieles mehr haben wir bereits in zahlreichen Fachbüchern beschrieben.[3] Mit dem hier vorliegenden Buch legen wir erstmals ein Arbeitsbuch vor, das die zentralen Interventionstools der PEP zusammenfasst und diese in kompakter und in tabellarischer, nahezu checklistenartiger Form darstellt. Dabei erfährst du, wie du die PEP-Interventionen in unterschiedliche Prozessphasen integrieren kannst.

Aufbau und Konzept des Buches

In *Teil I* dieses Arbeitsbuches stellen wir über alle Kapitel hinweg zunächst die PEP-Interventionen für Klient·innen aller Altersgruppen dar. Dabei beschreiben wir kurz und knapp diejenigen Interventionen, die sich in der praktischen Arbeit bewährt haben, um einfache und auch komplexe Themen mit PEP zu adressieren. Um die PEP-Interventionen entsprechend übersichtlich abzubilden und dir beim Lesen einen schnellen Zugang zu den wichtigsten Informationen zu verschaffen, stellen wir jedes einzelne Tool in einer Tabelle mit folgender Struktur dar:

Wann? Wozu?	• Hier zeigen wir auf, wann im Therapieprozess und mit welchem Ziel dieses PEP-Interventionstool eingesetzt wird.
Wie?	• Hier erklären wir, wie die PEP-Intervention durchgeführt wird und worauf zu achten ist.
Gut zu wissen	• Hier kannst du dein Wissen zu der jeweiligen PEP-Intervention mit Zusatzinformationen vertiefen.

3 Z. B. Bohne 2019, 2020a, 2020b, 2021; Bohne u. Ebersberger 2019, 2022; Kirschbaum u. Bohne 2021; Reinicke u. Bohne 2019.

Da Kinder und Jugendliche ganz besonderer Aufmerksamkeit bedürfen und die Anzahl der jungen Klient·innen in Psychotherapie und Psychiatrie kontinuierlich zunimmt (Ravens-Sieberer et al. 2021; Lemm 2021), skizzieren wir in einem gesonderten Abschnitt, welchen Beitrag PEP für die jüngere Generation leisten kann. Wir zeigen auf, was bei der Arbeit mit PEP bei Kindern und Jugendlichen zu beachten ist, und wie die unterschiedlichen PEP-Interventionen gezielt an die Bedürfnisse von Kindern und Jugendlichen angepasst werden können. Das macht dieses Arbeitsbuch zu einer idealen Ergänzung zum Herausgeberband *Entwicklung empowern mit PEP* (Bohne u. Ebersberger 2022), der sich insbesondere an Therapeut·innen, Ärzt·innen, Coachs und Berater·innen wendet, die sowohl in Therapie und Coaching als auch im pädagogischen Setting mit Kindern und Jugendlichen arbeiten.

Junge Zielgruppe	• Hier erhältst du einen Einblick, worauf wir bei den Übungen in der professionellen Arbeit mit Kindern und Jugendlichen achten, welchen spezifischen Nutzen diese PEP-Intervention bei Kindern und Jugendlichen hat oder wie sie an die Bedürfnisse von Kindern und Jugendlichen angepasst werden kann. Dazu zitieren wir auch vereinzelt aus Beiträgen unseres Sammelbandes *Entwicklung empowern mit PEP*, um die praktische Anwendung der jeweiligen PEP-Intervention bei Kindern und Jugendlichen theoretisch oder anhand von Fallbeispielen zu veranschaulichen.

Nach der allgemeinen Darstellung von PEP und dem besonderen Fokus auf Kinder und Jugendliche laden wir dich, liebe Leser·in, zur Reflexion des jeweiligen Interventionstools, deiner Praxiserfahrungen und möglicher Verbesserungen bzw. Veränderungen ein. Offene Reflexionsfragen leiten dich durch diesen Prozess. Du findest ausreichend Raum in diesem Arbeitsbuch, deine eigenen Gedanken und Ideen niederzuschreiben und das Arbeitsbuch so zu deinem persönlichen Nachschlage- und Reflexionsbuch über die Prozess- und Embodimentfokussierte Psychologie zu machen. Du kannst die Fragen und deine Antworten nach einiger Zeit noch einmal durchlesen und denjenigen Fragen, die besonders hilfreich für dich sind, immer wieder neue Erfahrungen und Einsichten hinzufügen. Unter den Reflexionsfragen und am Buchende bekommst du auch zahlreiche Anregungen für deine PEP-Peergroup.

In *Teil II* des Arbeitsbuches findest du eine Fülle an Arbeitsmaterialien: Zu jedem PEP-Interventionstool haben wir ein oder mehrere leicht umsetzbare Arbeits- und Informationsblätter entwickelt, die du in deiner praktischen Arbeit zum Ausfüllen, Anleiten, Gestalten und auch als Schaubilder zum Vorzeigen einsetzen kannst. Ein Pfeil (→) weist dich bereits in Teil I symbolisch auf die unterschiedlichen Blätter hin. Die eigens dafür gestalteten Abbildungen im Manga- bzw. Anime-Stil veranschaulichen, wie PEP funktioniert. Dabei haben wir in der grafischen Darstellung darauf geachtet, dass die Figur geschlechterneutral ist. Auch das Alter der Figur ist nicht eindeutig festgelegt, um uns nicht unnötig auf ein bestimmtes Alter festzulegen. Die Arbeitsmaterialien kannst du dir unter folgendem Link herunterladen: https://www.carl-auer.de/pep-tools.

Für die wunderbaren Illustrationen danken wir der Künstlerin Yousra Zekrifa. Ein Dankeschön geht an dieser Stelle auch an das gesamte Carl-Auer Team, das uns über Jahre hinweg so gut und kompetent begleitet und sich immer wieder auf unsere neuen und etwas anderen Ideen einlässt. Herzlichen Dank für euer Vertrauen!

Nun wünschen wir dir viel Freude und Inspiration mit den »PEP-Tools«. Tauch ein in die Welt der Prozess- und Embodimentfokussierten Psychologie!

München und Hannover, im Juni 2022
Sabine Ebersberger und Michael Bohne

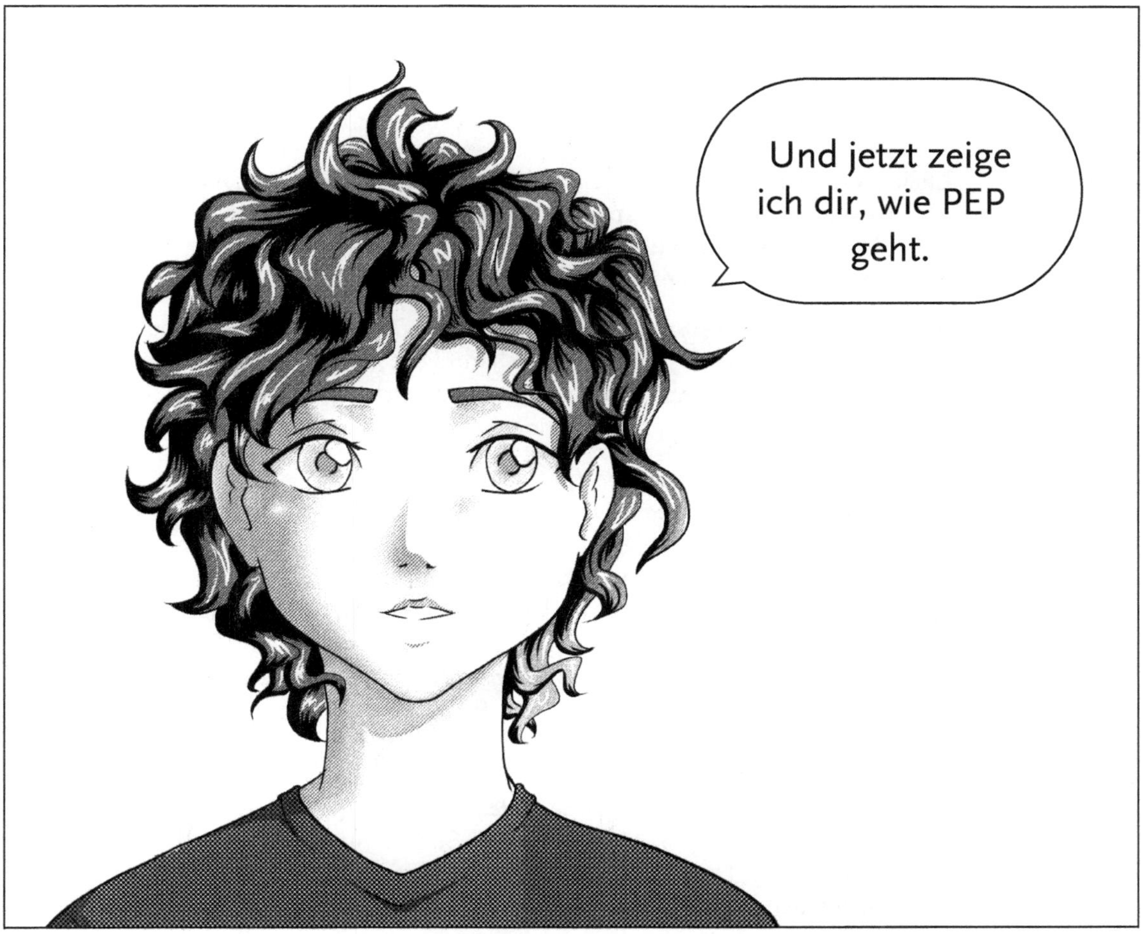
Und jetzt zeige ich dir, wie PEP geht.

1 Bevor wir starten: Basiswissen der Prozess- und Embodimentfokussierten Psychologie (PEP)

1.1 Wann? Wozu? Wie? Gut zu wissen

<table>
<tr><td>Wann?
Wozu?</td><td>• Grundlagen, die du in der Arbeit mit der Prozess- und Embodimentfokussierten Psychologie (PEP) immer parat haben solltest.</td></tr>
<tr><td>Wie?</td><td>• Beginn erst mit PEP zu arbeiten, wenn Anliegen und Auftrag deiner Klient·innen lupenrein geklärt sind. Therapeutische Prozesse geraten meist ins Stocken, wenn wir Anliegen und Auftrag unserer Klient·innen entweder nicht richtig definiert oder aus den Augen verloren haben.

• Bau eine tragfähige therapeutische Beziehung auf. Der Erfolg einer Behandlung hängt entscheidend von der Interaktion zwischen Klient·in und Therapeut·in ab (vgl. die Kunde-Klagender-Besucher-Interaktionstypen nach de Shazer 2014, 2019; siehe dazu auch Bohne 2021, S. 63 ff.; Middendorf 2018, S. 43 f.).

• Mach dich mit dem binokularen (zweiäugigen) Diagnostikmodell der PEP (wird auch als binokulare diagnostische Brille bezeichnet) gut vertraut (Bohne 2021, S. 39 ff.). Das binokulare Diagnostikmodell fokussiert auf drei Ebenen: neurobiologisch, klinisch und interventorisch und konzentriert sich auf belastende Emotionen sowie einschränkende Beziehungsmuster der Klient·innen. Der Blick durch die binokulare diagnostische Brille hilft dir zu verstehen, auf welcher neuronalen Ebene (emotionsverarbeitende oder kognitionsverarbeitende neuronale Netzwerke) das Problem deiner Klient·in liegt und mit welchem PEP-Tool du intervenieren solltest (z. B. Klopfübung oder Selbststärkungsübung). Dabei bewegst du dich dynamisch und immer am Bedarf deiner Klient·innen orientiert, zwischen diagnostischer Suche und therapeutischer Intervention, zwischen der Behandlung belastender Emotionen und der Behandlung störender Gedanken und Beziehungsmuster (prozessorientierte Haltung der PEP). Durch spezifische PEP-Interventionen wie Klopfen und Selbststärkung werden auch Selbstberuhigung, Selbstwirksamkeit und Selbstfürsorge der Klient·innen gefördert.

»Analog zum binokularen Modell werden die unterschiedlichen Interventionsmöglichkeiten der PEP danach ausgewählt, ob die Bearbeitung einer konkreten belastenden Emotion im Vordergrund steht oder ob dys-/parafunktionale Kognitionen, Big-Five-Lösungsblockaden, die Selbstbeziehung und der Selbstwert beeinflusst werden sollen« (Gräßer 2019, S. 196).

• PEP ist eine hochstrukturierte Methode und genauso strukturiert kannst du sie deinen Klient·innen anbieten: »Wir können in der heutigen Sitzung Folgendes machen:
– Vielleicht haben Sie starke belastende Emotionen in der Gegenwart, in der Vergangenheit oder bezogen auf die Zukunft an Bord, die Sie sehr einschränken. Wollen Sie die reduzieren? Da können wir eine Erleichterung bringen, was die Emotionen angeht.
– Wir könnten schauen, ob Sie bzgl. Ihrer wirklich wichtigen Ziele/Ihres Anliegens rote Ampeln (unbewusste Dynamiken) an Bord haben, die Sie davon abhalten, Ihre Ziele zu erreichen. Wir haben nämlich beobachtet, dass viele Menschen ein Ziel gerne erreichen möchten (z. B. gesund sein, glücklich sein, wieder arbeiten können, eine erfüllte Partnerschaft haben), aber sie schaffen es nicht, weil sie innerliche Verbote oder rote Ampeln an Bord haben, obwohl sie intensiv daran arbeiten. Da können wir den Rote-Ampel-Test bzw. Kognitions-Kongruenz-Test (KKT) machen.</td></tr>
</table>

	– Und ganz oft haben wir es mit Themen zu tun, die *mit einem geringen Selbstwertgefühl* zu tun haben, da können wir ein dezidiertes Selbstwerttraining machen.« Mit dieser Frage förderst du die Selbstwirksamkeit deiner Klient·innen, indem du ihnen die Möglichkeit gibst, selbst zu entscheiden, an welchen Themen sie arbeiten möchten. Dies trägt zudem zur »Demokratisierung« von Therapie und Coaching bei. • Du *demonstrierst an deinem eigenen Körper* die PEP-Interventionen, und dein Gegenüber vollzieht diese spiegelbildlich nach. Die Selbststärkungssätze (Kap. 4) und Kraftsätze (Kap. 13) sprichst du laut und deutlich vor, dein Gegenüber spricht diese Sätze nach. »Zum einen klopfen, ›kurbeln‹ und affirmieren Therapeut und Klient immer synchron. Dies vermittelt Verbundenheit und im Grunde genommen auf körperlicher Ebene ein Gemeinschaftsgefühl. Das Ursprungstrauma selbst entsteht hingegen oft in Momenten, in denen niemand an unserer Seite ist, der uns schützt oder uns wohlgesonnen ist, und in denen wir erstarren. (...) Und nicht zuletzt ist das gemeinsame Klopfen, Augenbewegen und Affirmieren ein Erlebnis, das mit allen Sinnen in der Gegenwart erlebt wird und dadurch vor allem eines verdeutlicht: dass das Vergangene, an das immer wieder erinnert wird, wirklich vergangen ist« (Pfeiffer, 2022, S. 138). • Bleib während der PEP-Interventionen über Stimmklang und Augenkontakt in Beziehung mit deinem Gegenüber (*vokales und visuelles Bonding*). Dadurch vermittelst du deinen Klient·innen Zuversicht und Sicherheit. • Bei PEP darf es auch schnell gehen: *Tempo ist hilfreich* und kann den Prozess erfolgreich beschleunigen. Achte dabei immer darauf, deine Klient·innen nicht abzuhängen und sicherzustellen, dass sie an Bord bleiben. • Während des PEP-Prozesses sollte immer wieder nachgefragt werden: *»Was passiert gerade? Ist das Anfangsthema besser? Hat es sich verändert? Ist es völlig unverändert, leicht verändert oder stark verändert?«* Dabei solltest du laufend beobachten, ob sich bei der Klient·in eine physiologische Reaktion (ein somatischer Marker) zeigt. »Das Embodiment des Klienten – seine Körperphysiologie, Gestik und Mimik – dienen bei PEP als wichtigste Informationsquelle dafür, ob Interventionen erfolgreich waren oder ob ein Prozess noch weitere Aufmerksamkeit braucht« (Pfeiffer 2022, S. 30). • Das Arbeitsblatt → *AB-1 PEP-Dokubogen* ist eine hilfreiche Unterstützung, um an die wesentlichen Prozessschritte der PEP zu denken.
Gut zu wissen	*PEP ist immer* – eine Selbstwirksamkeitserfahrung – eine Verbesserung der Selbstbeziehung – ein Selbstfürsorgetraining – ressourcen- und lösungsorientiert – systemisch – spielerisch – musikalisch-rhythmisch – prozessorientiert – experimentierfreudig.

Gut zu wissen	
Gut zu wissen	• Deine innere Haltung prägt den PEP-Prozess: Sei zuversichtlich, und schaffe Raum für Leichtigkeit und wertschätzenden Humor: »*Man kann Leichtigkeit, Zuversicht und Humor gar nicht ernst genug nehmen.*« Vergiss dabei jedoch nicht, das Leid deiner Klient·innen zu würdigen. • PEP zählt zu den *Bottom-up-Techniken*. Das sind Verfahren, die zentralnervöse Aktivierungen und Erregungen, beispielsweise ein Angstsymptom oder eine traumatische Erinnerung, über eine haptische Stimulation (z. B. das Beklopfen von Körperpunkten) zu beeinflussen suchen. • Wir können mit PEP auch in Situationen arbeiten, in denen wir die Inhalte der Klient·innen nicht kennen. In die Interventionsarchitektur der PEP können wir nämlich auch *sprachliche Platzhalter* wie »dieses Thema«, »diese Person«, »dieses Problem« einbinden: Während des Prozesses fokussieren wir Belastendes, ohne das Thema selbst auszusprechen. Dieses sogenannte *verdeckte Arbeiten* bietet sich an, wenn Gefühle der Scham oder des Durchschaut-Werdens den Prozess blockieren (vgl. Bohne 2021, S. 126 f.). • *Indikationen* für PEP sind vor allem psychische Diagnosen mit einer hohen emotionalen Beteiligung, wie z. B. Ängste, Trauer, Wut, (posttraumatischer) Stress; *Kontraindikationen* sind akute psychiatrische Störungen wie akute Psychosen und auch schwere Persönlichkeitsstörungen, wenn kein eigener Leidensdruck vorhanden ist. Behutsames Vorgehen ist angezeigt bei komplexen Traumafolgestörungen (vgl. Nottelmann 2025). • *Weiterführende didaktische Arbeitsmaterialien* für PEP-Anwender·innen sind z. B.: – das PEP-Set kompakt – ein Kartenset mit Lernkarten, die helfen, das eigene Wissen zu vertiefen, und in der praktischen Arbeit zur visuellen Veranschaulichung von PEP eingesetzt werden können (Zimmermann 2021) – die beiden Selbstwert-Generatoren (Bohne u. Ebersberger 2020a, 2024), die uns zeigen, wie stärkende Kraftsätze formuliert werden können – das PEP-Übungsposter mit allen PEP-Tricks für Kinder auf einen Blick (Kirschbaum u. Bohne 2020) – die kostenlosen Downloadmaterialien zum Buch *Klopfen für Kinder* beim Carl-Auer Verlag (verfügbar unter: https://www.carl-auer.de/zusatzmaterial-zu-klopfen-fuer-kinder).

1.2 Junge Zielgruppe

Junge Zielgruppe

- Bei allen PEP-Interventionen solltest du immer die jeweilige emotionale und kognitive Reife des Kindes oder Jugendlichen berücksichtigen und die Interventionen entsprechend anpassen.

  »Bei Störungsbildern, die Auswirkungen auf das Lernverhalten von Kindern und Jugendlichen haben, sollten den Betroffenen die Ansätze zur Hilfe verständlich erklärt und vermittelt werden. Denn auch Menschen in jungem Alter, mit geringerem Bildungshintergrund oder mit mentalen Einschränkungen wollen die angewendeten Techniken und Methoden verstehen und nachvollziehen. Dies erfordert eine klare und bildliche Sprache, um ihrem Bedürfnis nach Aufklärung und Information gerecht zu werden. Eine kindgerechte Adaptation der PEP-Tools bietet all jenen, die mit Kindern und Jugendlichen in den unterschiedlichsten Kontexten arbeiten, die Möglichkeit, diese schnell, verständlich und effektiv einzusetzen« (Maur 2022a, S. 161).

- Wir gehen davon aus, dass die *Erfüllung der psychischen Kernbedürfnisse Sicherheit und Orientierung, Beziehung und Autonomie* (vgl. von Witzleben 2019; Ryan a. Deci 2017) die zentrale Triebfeder der kindlichen Entwicklung ist. Wir schauen also im therapeutischen Prozess genau, ob und welche Kernbedürfnisse unzureichend befriedigt oder verletzt sind.
- Nicht nur bei erwachsenen Klient·innen, sondern auch bei Kindern und Jugendlichen sind die *Auftragsklärung* und eine *tragfähige Beziehung* zwischen Therapeut·in und Klient·in wesentliche Grundvoraussetzungen für eine gelingende Therapie.

  »Eine wichtige Voraussetzung dafür ist, den Kindern und Jugendlichen mit Anerkennung, Respekt und Wertschätzung für ihre Überlebensleistung zu begegnen und zu akzeptieren, dass sie die Entscheidung, eine Veränderung herbeiführen zu wollen, ausschließlich selbst treffen können (und müssen)« (Götz-Kühne 2022, S. 68).

- Wie können wir feststellen, dass unsere jungen Klient·innen wirklich Kund·innen im Sinne von Steve de Shazer sind (de Shazer 2014, 2019)? Wir fragen sie einfach direkt:
  - *»Wer will denn am meisten, dass du hier bist?«*
  - *»Wer wäre denn am meisten enttäuscht, wenn du das hier nicht weitermachst?«*
  - *»Wie bereit bist du, aktiv an der Lösung deines Themas zu arbeiten? Null ist ›Vollnarkose‹ und 10 ist ›Ärmel hoch‹. Wo stehst du da gerade auf der Skala?«*
- Wir hören, was Kinder und Jugendliche sagen und bleiben in der Arbeit mit PEP nahe an ihren Formulierungen.
- Gerade bei schambesetzten Themen lässt sich mit Kindern und Jugendlichen gut verdeckt arbeiten, denn wenn diese sich »durchschaut« fühlen kann dies wiederum Stress auslösen (siehe oben). Unsere Einladung kann lauten: *»Du kannst das Thema auch gerne für dich behalten. Denk einfach dran, und dann legen wir mit der Übung los …«*
- Im therapeutischen Setting *informieren wir die Eltern* (gemeint sind hier die Eltern oder andere Betreuungspersonen) über das Vorgehen bei PEP. Wir geben ihnen hilfreiches Hintergrundwissen und ermutigen sie, gemeinsam mit dem Kind zu

klopfen (vgl. hierzu auch das online verfügbare Elternabend-Kapitel von Kirschbaum u. Bohne 2022b).

> »Zu Hause könnten Eltern ihre Kinder an das Klopfen erinnern, mit ihnen gemeinsam in besonderen Situationen oder auch regelmäßig, z. B. vor dem Zubettgehen, klopfen. Dafür brauchen Eltern nicht unbedingt selbst einen Klopfworkshop besucht zu haben. Denn häufig erlebt man auch, dass Kinder von sich aus auf ihre Eltern, Großeltern und Geschwister zugehen, um ihnen das Klopfen zu zeigen. In diesem Fall ist es entscheidend, dass das Umfeld darauf vorbereitet ist und positiv reagiert« (Kirschbaum 2022, S. 186).

- Meist tragen die Kinder und Jugendlichen die Erfahrungen, die sie mit PEP gemacht haben, von sich aus nach Hause:

> »Viele Kinder und Jugendliche machen ihre Familien auf PEP neugierig, indem sie ihnen vom Klopfen und von ihren Rezepten oder ›Lunchpaketen‹ erzählen. So können einerseits die Eltern und Geschwister unserer Patient·innen in die Welt von PEP eingeladen werden und sich stärken. Andererseits kann aber auch hier durch PEP eine gemeinsame Sprache entwickelt werden, ein Bezogenheit schaffendes Element, was jedem einzelnen Familienmitglied, aber auch dem Familienverbund einen ›Selbstwirksamkeitsboost‹ verleihen kann« (Joas u. Pavlić 2022, S. 24).

- Im Idealfall wird gerade in der therapeutischen Arbeit mit jüngeren Kindern die ganze Familie mit PEP vertraut gemacht:

> »Bei den jüngeren Kindern habe ich zusammen mit dem gesamten Familien- oder Bezugssystem aufgeklärt, geklopft, gekurbelt, Lunchpakte mit Kraftsätzen herausgearbeitet, wie in Krisensituationen zu Hause gemeinsam geklopft werden kann« (Götz-Kühne 2022, S. 62).

- Zudem eignet sich PEP dafür, eigene Anliegen der Eltern oder Betreuungspersonen zu bearbeiten. Eine *therapiebegleitende Elternarbeit* sollte sich nicht nur an den Bedürfnissen der Kinder und Jugendlichen orientieren, sondern auch an den Kernbedürfnissen der Eltern als Einzelpersonen oder als Paar (Loose, Graaf u. Zarbock 2013). Unterschiedliche PEP-Tools können also innerhalb der Familie auch den Eltern oder anderen Betreuungspersonen angeboten werden (Reinicke u. Bohne 2019; Scholz 2022, S. 113).
- Wird *PEP im schulischen Setting* eingeführt, ist es unerlässlich, die Eltern bzw. Betreuungspersonen über das Vorhaben zu informieren (vgl. Fischer u. Hennig 2022, S. 202 f.; Kirschbaum 2022, S. 186 f.). Um im schulischen Kontext das Vertrauen in die PEP auf allen Seiten (Schüler·innen, Eltern, Schulleitung und Lehrkräfte) aufzubauen, bietet es sich an, externe PEP-Trainer·innen an die Schule einzuladen.

> »Ein wichtiges Thema der Vorbereitung ist das Gespräch mit der Schulleitung und den Lehrer·innen über die Kommunikation mit den Eltern. Hierfür gibt es unterschiedliche Möglichkeiten. Es könnte eine Einladung zu einem Elternabend erfolgen, bei dem über das Vorhaben informiert wird. Eventuell stellt sich die externe PEP-Trainer·in bei dieser Gelegenheit auch vor. Das schafft zusätzliches Vertrauen in das Vorhaben. Alternativ können Eltern mit einem Anschreiben und der Weitergabe von Informationsmaterial ins Boot geholt werden« (Kirschbaum 2022, S. 186).

1.3 Reflexionsfragen und Notizen

- Wie passt PEP in mein methodisches Portfolio? Wie integriere ich die PEP in meine Arbeit?

....

....

....

- In welchem Kontext/Setting bzw. bei welchen Anliegen/Diagnosen biete ich meinen Klient·innen PEP an? Wie stelle ich dabei sicher, dass Anliegen und Auftrag meiner Klient·innen klar definiert sind?

....

....

....

- Wie erkläre ich PEP meinen Klient·innen?

....

....

....

....

- Was weiß ich über das binokulare (zweiäugige) Diagnostikmodell der PEP? Und wie erkläre ich es meinen Klient·innen?

....

....

....

....

- Was weiß ich über die psychischen menschlichen Kernbedürfnisse? Wie integriere ich dieses Wissen in meine Arbeit mit PEP?

....

....

....

- Wie binde ich Leichtigkeit und Humor in meine Arbeit mit PEP ein?

....

....

....

....

- Woran kann es liegen, wenn der PEP-Prozess nicht gut läuft oder stockt?

....

....

....

....

- Wie kann ich bei der PEP-Arbeit mit Kindern und Jugendlichen deren Eltern bzw. Betreuungspersonen mit an Bord holen? Worauf muss ich achten? Welche konkreten Schritte unternehme ich, um Eltern und Betreuungspersonen zu informieren?

....

....

....

....

....

....

- Wie kläre ich die Fragen, die ich im PEP-Kontext habe? Welche Maßnahmen ergreife ich, um bei PEP auf dem Laufenden zu bleiben?

....

....

....

....

2 Los geht's: Einschätzen der subjektiv erlebten Belastung

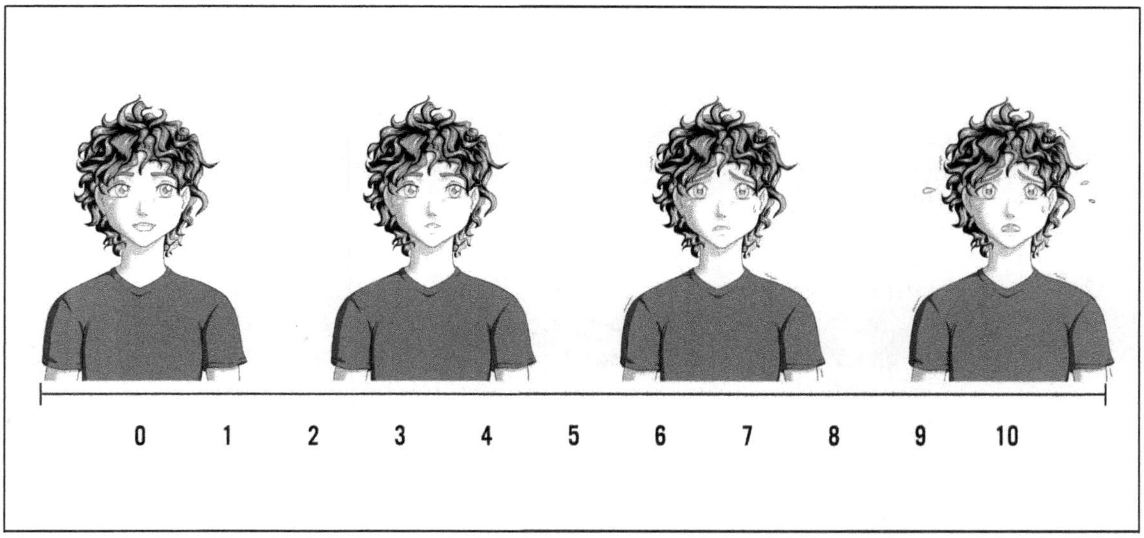

Abb. 1: SUD-Bewertungsskala

2.1 Wann? Wozu? Wie? Gut zu wissen

Wann? Wozu?	• Zur Stressdiagnostik verwenden wir eine SUD-Skala (SUD = *Subjective Units of Distress* [subjektive Stresseinheiten]). Damit lässt sich der Grad des subjektiv empfundenen Unbehagens bzw. der subjektiv empfundenen Belastung einstufen (Abb. 1). • Die Einschätzung des SUD-Werts erfolgt, bevor wir mit einer PEP-Intervention starten, und sollte mittendrin wiederholt werden (z. B. nach jedem Klopfdurchgang oder nach der Zwischenentspannung). Damit überprüfen wir, ob sich die Belastung durch eine Intervention verändert hat oder gleich geblieben ist (Vorher-nachher-Messung).
Wie?	• Nachdem wir gemeinsam mit den Klient·innen zu Beginn der Sitzung Anliegen und Auftrag geklärt haben, stellen wir die Frage: »*Wie unangenehm fühlt sich dieses Gefühl/dieses Thema, das Sie bearbeiten möchten (bzw. das du bearbeiten möchtest), auf einer Skala von 0 bis 10 jetzt gerade an? Null bedeutet keinen Stress, kein Unbehagen, zehn bedeutet maximalen Stress, maximales Unbehagen.*« Wir notieren den genannten Wert und starten eine PEP-Intervention. Anschließend stellen wir die Frage erneut, um die Veränderung der subjektiv erlebten Belastung im Therapieprozess zu evaluieren und dokumentieren.
Gut zu wissen!	• Ziel der PEP-Intervention ist es, den SUD-Wert so weit wie möglich zu reduzieren. • SUD-Skalen können zur Diagnostik ebenso verwendet werden wie zur Evaluation und Dokumentation des Therapieprozesses. Darüber hinaus zeigt die Erfahrung, dass sich belastende Gefühle auch dadurch reduzieren lassen, dass die Klient·innen durch das wiederholte Einschätzen des SUD-Wertes immer wieder mit ihrem emotionalen Stress in Kontakt treten. • Der SUD-Wert kann sich nach einer PEP-Intervention reduziert oder erhöht haben, oder er kann unverändert bleiben. Gerade für die Klient·innen ist es oftmals wichtig zu realisieren, dass der Stress schon ein paar Punkte runtergegangen ist. Die SUD-Skala stellt also auch eine Wirksamkeitsbestätigung für die Klient·innen dar. Tritt nach mehreren Klopfrunden keine Besserung ein (SUD bleibt größer als 3), sollte an den Big-Five-Lösungsblockaden weitergearbeitet werden (Kap. 7). • Sollte eine Klient·in gerade nicht in der Lage sein, das Thema so zu aktivieren, dass sie eine subjektive Belastung erlebt, dann können wir hypothetisch fragen: »*Wie hoch wäre denn Ihre Belastung, wenn sie voll auftreten würde?*« Wir sprechen hier dann von einer HUD-Skala (HUD = *Hypothetical Units of Distress*).

2.2 Junge Zielgruppe

Junge Ziel-gruppe	• Kindern und Jugendlichen bieten wir gerne grafisch gestaltete Skalen an (Abb. 1). Eine Visualisierung hilft ihnen dabei, zwischen dem doch eher abstrakten Konzept der SUD-Skala und der Verbildlichung von Belastungen (z. B. in Form von Smileys oder einem Fieberthermometer) Parallelen zu ihrem Lebensalltag zu ziehen. Dieses Hilfsmittel kann den Kindern und Jugendlichen die Einschätzung ihrer Belastung erleichtern. • Bei jüngeren Kindern empfiehlt es sich, ihre Belastung nicht durch Ziffern, sondern mithilfe von Gesichtern oder Smileys bewerten zu lassen. Da jüngere Kinder oftmals mit der Ziffer »0« noch nichts anfangen können, kann die Skala mit »1« begonnen werden → *AB-2 SUD-Bewertungsskala*. • Eine Variante der SUD-Bewertungsskala besteht darin, den Kindern und Jugendlichen anzubieten, ihre subjektiv erlebte Belastung zeichnerisch oder malerisch darzustellen. Ein passendes Arbeitsblatt dazu findest du im Arbeitsmaterial → *AB-3 Vorher-nachher-Belastung gestalten.* In dem Vorher-nachher-Arbeitsblatt ist bereits der Kopf angelegt, und die Kinder und Jugendlichen können sich auf Augen, Nase und Mund konzentrieren, um die eigenen Emotionen zu erfassen. Vielleicht hilft auch ein Spiegel dabei. • Im Herausgeberband *Entwicklung empowern mit PEP* (Bohne u. Ebersberger 2022) findest du weitere Skalen zur Stressdiagnostik bei Kindern und Jugendlichen: – die »Smiley-Gefühle-Skala« (Kirschbaum 2022) – das »PEPometer« (Maur 2022b) – die »Fächer-Bewertungsskala« (Engelhardt 2022). Diese Skalen kannst du dir als Vorlagen zum Selbstbasteln hier herunterladen: www.carl-auer.de/entwicklung-empowern-mit-pep

2.3 Reflexionsfragen und Notizen

- Welche SUD-Skalen sind für die Arbeit mit Kindern und Jugendlichen, und welche sind für die Arbeit mit Erwachsenen geeignet? Welche sprechen mich für die unterschiedlichen Altersgruppen am meisten an?

....

....

....

- Wie genau verwende ich eine SUD-Skala? Welches Material benötige ich? Was sollte ich vorbereiten?

....

....

....

- Wann verwende ich die HUD-Skala?

....

....

....

- Welche anderen SUD-Skalen kenne ich noch? Welche davon sind für meine Arbeit brauchbar?

....

....

....

- Jedes Arbeitsblatt sollte ich, ehe ich es meinen Klient·innen anbiete, selbst einmal ausprobiert haben. Was sind meine Erfahrungen mit dem Arbeitsblatt → *AB-3 Vorher-nachher-Belastung gestalten*?

....

....

....

3 Überkreuz- und Fingerberührübung

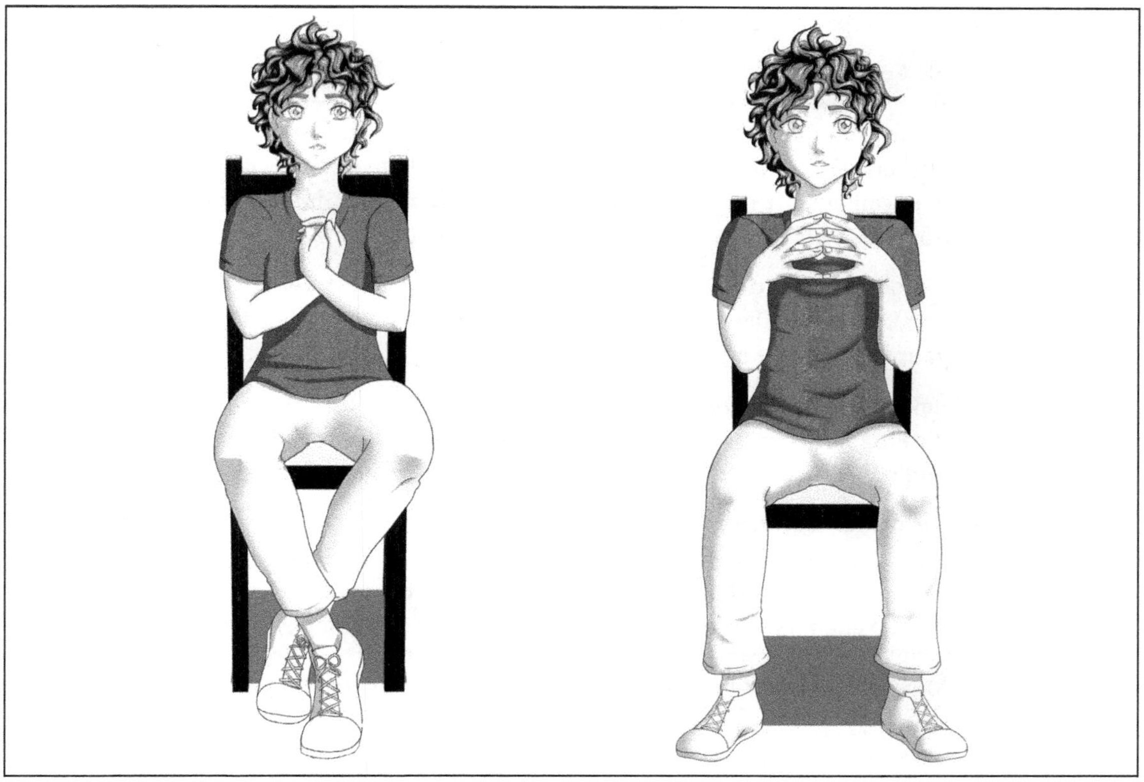

Abb. 2: Überkreuzübung

Abb. 3: Fingerberührübung

3.1 Wann? Wozu? Wie? Gut zu wissen

Wann? Wozu?	• Zur Vorbereitung auf die Klopfübung • Zur Entspannung, Fokussierung, Zentrierung und jederzeit zwischendrin • Als Selbsthilfetool
Wie?	• Beide Übungen werden im Sitzen durchgeführt. Die Augen können dabei offen bleiben oder geschlossen sein. Achte auf eine ruhige Atmung. Beim Einatmen kann die Zungenspitze den Gaumen hinter den Schneidezähnen berühren, und beim Ausatmen sollte sie sich wieder vom Gaumen lösen. • Bei der *Überkreuzübung* werden jeweils die Arme und Beine verschränkt, wie in Abb. 2 gezeigt. Die Position der Arme und Beine sollte dabei als angenehm wahrgenommen werden. • Bei der *Fingerberührübung* liegen die Ellenbogen seitlich am Oberkörper an, und die Fingerspitzen der beiden Hände liegen aufeinander. Die Sitzhaltung ist gerade, und die Füße stehen stabil mit den Fußsohlen auf dem Boden (Abb. 3). • Die beiden Übungen können jeweils zwischen 30 Sekunden und 2 Minuten dauern. Man kann sich währenddessen einen Horizont oder eine ausgeglichene Pendelwaage vorstellen, um dem Gehirn bildhaft die Vorstellung von Balance zu vermitteln. Hierzu auch das Arbeitsblatt → *AB-4 Überkreuz- und Fingerberührübung.*
Gut zu wissen	• Es scheint, dass die Übungen unterschiedliche neuronale Areale aktivieren und dabei die beiden Gehirnhälften anregen, besser miteinander zu kommunizieren. Dies soll wiederum den Austausch zwischen den neuronalen Bereichen verbessern. In der Folge sollen Entspannung und angenehme Gefühle hervorgerufen werden und positive Aspekte leichter integriert werden können (Amano u. Toichi 2016). »Ich verwende die Fingerberührübung und die Überkreuzübung aus der PEP nicht nur zur Einstimmung in Selbstakzeptanz, sondern auch gern als isolierte Achtsamkeitsübung, indem ich sie als Minuten-Mindfulness-Übung anbiete – und selbst mitmache« (Jahn 2019, S. 85). • Die Koordination der oberen und unteren Körperbereiche kann störende Emotionen destabilisieren und Unruhe durch Wohlbefinden ausgleichen (Dennison u. Dennison 2017).

3.2 Junge Zielgruppe

Junge Zielgruppe	• Beide Übungen dienen zur Einstimmung auf die Klopfübung (Kap. 5). Wir können sie wie folgt einführen: *»Ich zeig dir jetzt zwei einfache Übungen, die unser Gehirn darauf vorbereiten, dass jetzt gleich etwas Spannendes geschehen wird. Ich fange jetzt mal an, und du kannst einfach mit einsteigen, wenn du magst.«* • Die integrativen Bewegungen der beiden Übungen fördern die Aufmerksamkeit und Konzentration. Sie helfen Kindern und Jugendlichen, innere Anspannung auszugleichen und damit einhergehende Stressreaktionen eines überreizten Organismus zu regulieren. Hier eignen sie sich auch als Selbsthilfetool, vor allem bei Kindern und Jugendlichen mit ADHS. • Die Übungen können auch unabhängig von der Klopfübung bei ganz unterschiedlichen Herausforderungen im Schulalltag eingesetzt werden, z. B. vor belastenden Situationen wie Klassenarbeiten, zwischen anstrengenden Unterrichtseinheiten oder wenn es darum geht, Hausaufgaben zu erledigen. Hier unterstützen die Übungen Kinder und Jugendliche darin, innere Ruhe zu finden und wieder selbstkontrolliert zu handeln: *»Die Überkreuzübung und Fingerberührübung können dir auch jederzeit helfen, dich besser zu konzentrieren und dich insgesamt ruhiger zu fühlen. Du kannst sie also z. B. immer vor Klassenarbeiten machen oder wenn du dich irgendwie hibbelig fühlst.«*

3.3 Reflexionsfragen und Notizen

- In welchen Situationen können die Überkreuz- und Fingerberührübung relevant sein?

- Welche Erfahrungen habe ich mit diesen Übungen bereits gemacht?

- Wie kann ich die Überkreuz- und Fingerberührübung meinen Klient·innen, insbesondere auch Kindern und Jugendlichen, erklären?

- Kenne (und nutze) ich noch andere erprobte Übungen, die ich meinen Klient·innen zwischendrin zur Entspannung und Fokussierung anbieten kann?

4 Selbststärkungsübung: »Auch wenn …«

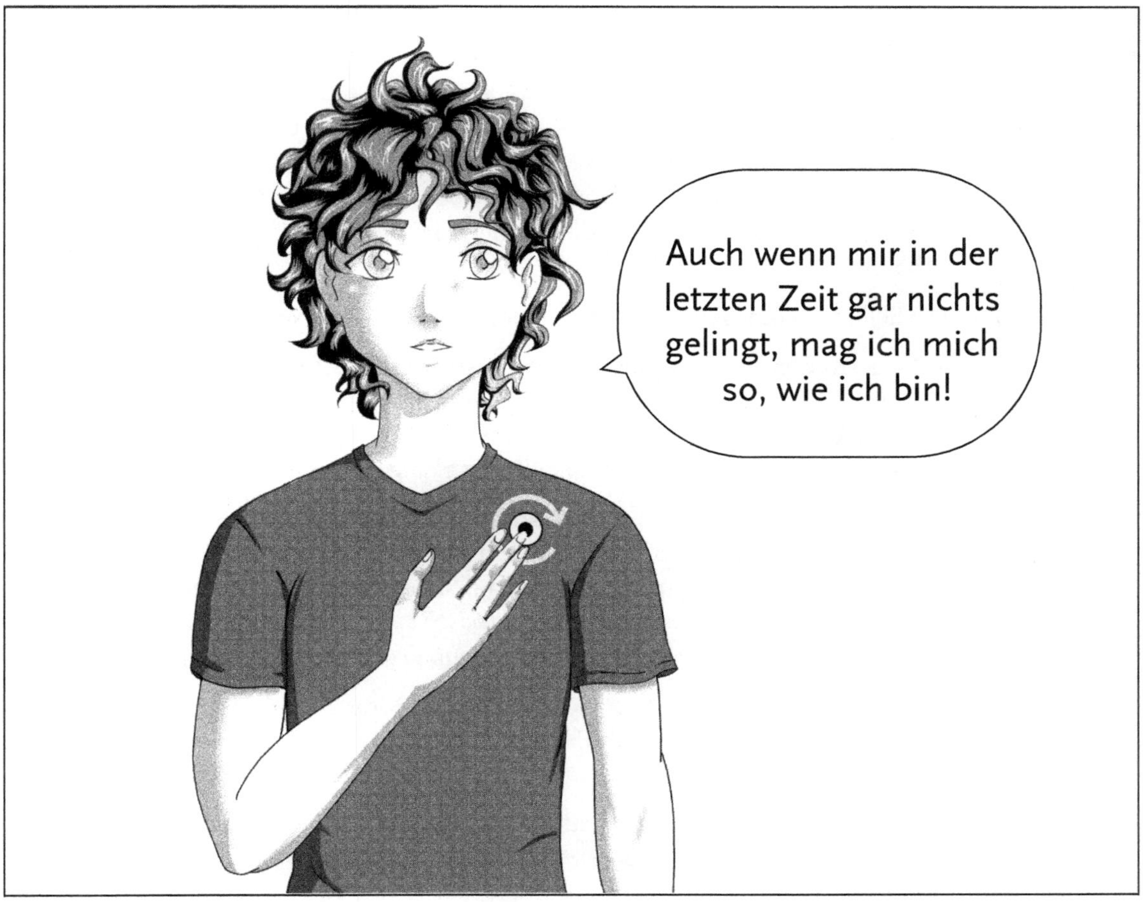
Auch wenn mir in der letzten Zeit gar nichts gelingt, mag ich mich so, wie ich bin!

Abb. 4: Selbststärkungsübung

4.1 Wann? Wozu? Wie? Gut zu wissen

Wann? Wozu?	• Zur Behandlung einschränkender Kognitionen[4] und Beziehungsmuster, also der Big-Five-Lösungsblockaden (Kap. 7). Einschränkungen dieser Art beziehen sich entweder auf andere Menschen, auf die Welt im Allgemeinen oder oftmals auf die Klient·innen selbst.
Wie?	• Bei der Selbststärkungsübung reiben die Klient·innen im Uhrzeigersinn unterhalb des linken Schlüsselbeins den »Selbststärkungspunkt«. (Wir sprechen hier auch einfach von »Kurbeln«, dem »Kurbel-Trick« oder davon, dass der Punkt »gekurbelt« wird.) Zugleich sprechen die Klient·innen einen selbststärkenden Satz laut aus (Abb. 4). • Die Selbststärkungssätze haben immer dieselbe inhaltliche Satzstruktur: – Im ersten Teil wird der persönliche Stress- bzw. Belastungsaspekt benannt, z. B. *»Auch wenn ich total Angst vor der Prüfung habe, …«; »Auch wenn ich nicht aufhören kann, mir große Sorgen zu machen, …«; »Auch wenn mich niemand versteht, …«; »Auch wenn sich meine Eltern ständig streiten, …«* – Im zweiten Teil folgt ein selbststärkender Lösungssatz, der ein Kernbedürfnis bestärkt (von Witzleben 2019). Dieser drückt entweder aus, dass die Klient·innen zu sich selbst stehen, und zielt somit auf Selbstakzeptanz und Verbesserung der Selbstbeziehung: *»… mag ich mich so, wie ich bin.«; »… achte und schätze ich mich so, wie ich bin.«; »… nehme ich mich an, mit allem, was mich ausmacht.«* Oder der Lösungssatz bestärkt das Kernbedürfnis nach Sicherheit und Orientierung: *»… bleibe ich in Sicherheit.«; »… behalte ich den Überblick.«; »… weiß ich, wie der Hase läuft.«* Oder er adressiert das Kernbedürfnis Autonomie: *»… entscheide ich, was gut für mich ist.«; »… bleibe ich souverän und mache mein Ding.«; »… bin ich mit meiner Leistung vollkommen zufrieden.«; »… schaue ich ab jetzt auf meine Bedürfnisse.«* Im zweiten Teil des Selbststärkungssatzes können auch mehrere Kernbedürfnisse zugleich adressiert werden: *»Auch wenn …, mag mich so, wie ich bin, mache ab jetzt mein Ding und behalte auf jeden Fall den Überblick.«* • Das Arbeitsblatt → *AB-5 Selbststärkungsübung* ist eine gute Unterstützung zu dieser wichtigen Übung. Es kann gemeinsam mit deinen Klient·innen ausgefüllt und ihnen direkt mit nach Hause gegeben werden.
Gut zu wissen	• Bei der Selbststärkungsübung handelt es sich um eine »Sowohl-als-auch-Logik«, da zunächst störende Gedanken und belastende Beziehungsmuster anerkannt werden (»Auch wenn …«) und zeitgleich mittels Selbstbestätigung unterschiedliche Kernbedürfnisse bestärkt werden. • Die Selbststärkungsübung kann als Maßnahme zur Verbesserung der Selbstbeziehung gesehen werden, da sie dazu beitragen kann, den Kampf gegen sich selbst zu beenden (Bohne 2021, S. 59 f.).

4 Als Kognitionen bezeichnet man sämtliche bewussten und unbewussten mentalen Prozesse, also Denk- und Wahrnehmungsvorgänge und deren Ergebnisse (Gedanken, Meinungen, Einstellungen, Urteile, Wünsche, Absichten etc.).

	• Tauchen während der Selbststärkungsübung neue Themen oder Aspekte auf, empfiehlt es sich, diese sofort mit der Klopfübung (Kap. 5) zu behandeln (prozessorientiertes Vorgehen). • Wenn Klient·innen eine ausgeprägte negative Selbstbeziehung haben, ist es ihnen manchmal (noch) nicht möglich, den Selbststärkungssatz auszusprechen. Hier bietet es sich an, den Lösungssatz zu verdünnen. Mögliche Formulierungen sind (Bohne 2021, S. 50; Götz-Kühne 2022, S. 66; Pavlić u. Joas 2022, S. 130): *»… beginne ich allmählich, …«; »… wäre es vermutlich gut für mich, …«; »… gefällt mir die Idee, …«; »… , mag ich mich, so gut ich eben kann!«* • Bei der Selbststärkungsübung können auch verschiedene Persönlichkeitsanteile integriert werden: *»Auch wenn ein Teil von mir … und ein anderer Teil von mir …, schätze und achte ich mich mit allen meinen Anteilen so, wie ich bin.«* • Die Satzstruktur der Selbststärkungsübung mag zunächst etwas einfach anmuten. Die Interventionsarchitektur wird jedoch dann plausibel, wenn man auf ihre logische Struktur, ihre psychodynamischen und psychotherapiegeschichtlichen Wurzeln blickt (mehr dazu in Bohne 2021, S. 113 ff.).

4.2 Junge Zielgruppe

Junge Ziel-gruppe	• Mit Kindern und Jugendlichen werden die Selbststärkungssätze dem Alter gemäß formuliert (vgl. Reinicke 2022, S. 40 f.). Um auch direkt die Bedürfnisse der Kinder und Jugendlichen zu adressieren, fragen wir zunächst nach einem passenden Satzende: »Wir brauchen als Erstes ein gutes Ende für deinen Satz. Welches Ende hat am meisten Kraft für dich? Auch wenn ich das und das Problem habe, 1) … bleibe ich in Sicherheit, 2) … finde ich meinen Weg damit oder 3) … achte und schätze / mag ich mich so, wie ich bin? Ende 1, 2 oder 3?« (von Detten 2022, S. 142). • Die Selbststärkungsübung wird dann wie oben beschrieben durchgeführt. Die Bandbreite altersgerechter Satzformulierungen reicht von »*Auch wenn ich manchmal gar nicht gut stillsitzen kann, bin ich trotzdem ein tolles Kind.*« über »*Auch wenn mein Übertrittszeugnis echt nicht der Renner ist, kann mir nichts passieren.*« bis hin zu »*Auch wenn mich andere schräg anschauen, bestimme nur ich (und nicht meine Instagram-Follower), was gut für mich ist.*« Dabei bleiben wir bei der Wortwahl nah an den Formulierungen der Kinder und Jugendlichen. Für Kita- und Grundschulkinder findest du im Arbeitsmaterial ein passendes Arbeitsblatt → *AB-25 PEP in Kita und Grundschule – Der »Kurbel-Trick«* • Selbststärkungsübungen bewähren sich nicht nur im Einzelsetting, sondern auch in Familiensitzungen: »Die berührenden Momente, die entstehen, wenn beim Bericht über eine explosive Situation im häuslichen Umfeld einer der Beteiligten (oder auch alle) nach einer Klopfsession immer noch ziemlich sauer oder enttäuscht ist, dann vor den anderen sagt: ›*Auch wenn meine Mutter mir an der Stelle ziemlich auf den Wecker geht, mag ich und schätze ich mich so, wie ich bin!*‹ oder gar ›*… mögen mich meine Eltern, so wie ich bin!*‹, haben mir die rasante Tiefenwirkung dieser Technik in Gruppensituationen verdeutlicht und mich die Anwendung in derartigen Sessions ausweiten lassen. So nutze ich Selbststärkungssätze auch für das Gegenüber, quasi als Fremdstärkungssätze. Eltern können also auch zu ihrem Kind sagen: ›*Auch wenn wir immer wieder Streit bei diesem Thema haben, lieben und akzeptieren wir dich so, wie du bist!*‹« (Reinicke 2022, S. 41 f.). • In Gruppen, z. B. Schulkassen, sind Selbstakzeptanz und emotionale Selbstregulation Grundlage für ein gutes Miteinander. Auch hier kann die Selbststärkungsübung einen wertvollen Beitrag leisten: »Die Selbststärkungsübung schwächt Stresspotenziale frühestmöglich ab und schafft eine gute Voraussetzung für ein harmonisches Miteinander. Ein Grundgedanke dazu lautet: ›*Ich mag mich, egal was passiert, dann kann ich auch mit anderen besser auskommen und muss nichts mehr beweisen*‹« (Hehrlein u. Bettels 2022, S. 212). • Wir machen immer wieder die Erfahrung, dass Kinder und Jugendliche viel Spaß und Energie entwickeln, wenn es darum geht, ihre ganz persönlichen Selbststärkungssätze zu verbalisieren.

4.3 Reflexionsfragen und Notizen

- Die Selbststärkungsübung ist in der Arbeit mit PEP eine besonders wichtige Intervention. Warum ist das so? Wann im Prozess sollte sie eingesetzt werden? Wann während des Klopfens? Wann im KKT? Wann im Selbstwerttraining?

....

....

....

....

- Selbststärkungssätze haben immer dieselbe inhaltliche Satzstruktur. Wie genau sind sie aufgebaut? Welche Logik steckt dahinter?

....

....

....

....

- Welche Erfahrungen habe ich mit der Selbststärkungsübung bereits gemacht? Gibt es Lösungssätze, die ich bevorzugt anwende oder die meinen Klient·innen besonders guttun? Welche emotionalen und körperlichen Reaktionen nehme ich bei dieser Übung an meinen Klient·innen wahr?

....

....

....

....

- Wie kann ich meine Klient·innen motivieren, die Selbststärkungsübung auch eigenständig anzuwenden (z. B. durch Erinnerungsanker)?

....

....

....

....

5 Klopfübung

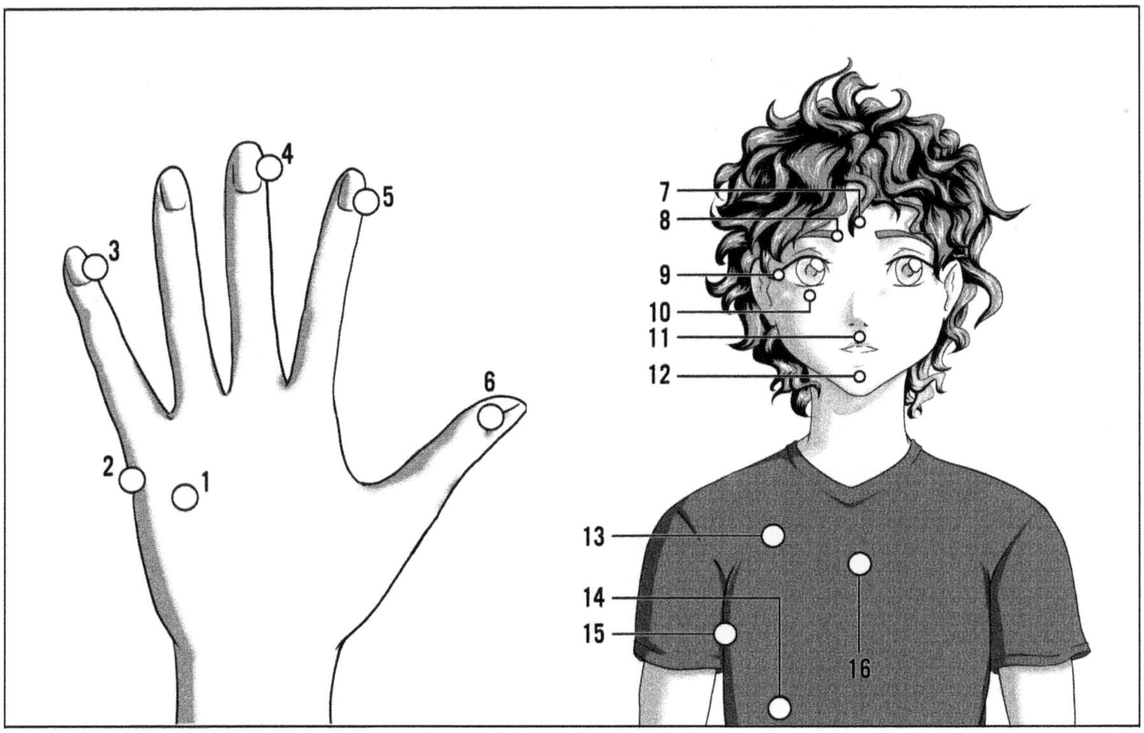

Abb. 5: Klopfübung mit 16 Körperpunkten

5.1 Wann? Wozu? Wie? Gut zu wissen

Wann? Wozu?	• Geklopft wird bei starken Emotionen wie Angst, Wut, Ärger, Traurigkeit, Scham, Hoffnungslosigkeit, Peinlichkeit ... • Blockierende negative Gefühle und physiologische Stressreaktionen lassen sich durch das Beklopfen von Körperpunkten auf einfache, effiziente Weise herunterregulieren.
Wie?	• Es gibt 16 Körperpunkte an den Händen, im Gesicht und am Oberkörper (Abb. 5), die im Rahmen der Klopfübung beklopft werden; siehe auch → *AB-6 Die 16 Klopfpunkte.* • Die Körperpunkte werden selbst beklopft, und zwar mit einem oder mehreren Fingern rhythmisch etwa 5 Sekunden lang (pro Sekunde etwa 2-mal klopfen). Fühlt sich ein Punkt besonders gut an (»Lieblingspunkt«), kann er auch länger beklopft werden. • Das Klopfen funktioniert auch, wenn man einen Klopfpunkt vergisst oder die Reihenfolge durcheinanderbringt – man kann dabei nichts falsch machen. • Mithilfe einer SUD-Skala (*Subjective Units of Distress,* Kap. 2) bitten wir die Klient·innen, ihre Belastung einzuschätzen: »*Wie unangenehm fühlt es sich auf einer SUD-Skala zwischen 0 und 10 jetzt im Moment an? Null bedeutet gar keine Belastung oder gar kein Unbehagen, 10 bedeutet maximale Belastung bzw. maximales Unbehagen.*« Wenn wir die SUD-Skala nach jeder Intervention einsetzen, können wir beobachten, ob und wie sich die Belastung im Therapieprozess verändert. • Kommt der Prozess ins Stocken, oder bleibt der SUD größer als 3, wird eine Zieldiagnostik anhand der Big-Five-Lösungsblockaden (Kap. 7) durchgeführt. Hier werden hinderliche Kognitionen bzw. Beziehungsmuster unmittelbar mit der Selbststärkungsübung (Abb. 4), der Verzeihübung (Abb. 9) oder der Übung »Verantwortung beim anderen belassen« (Abb. 10) transformiert.
Gut zu wissen!	• Die Klopfübung dient der Selbstberuhigung; eine Übererregung des autonomen Nervensystems (Hyperarousal) spricht gut auf die Übung an (Pfeiffer 2018, 2022; Clond 2016; Church et al. 2013). • Egal ob in Therapie, Coaching, Pädagogik: Du klopfst mit deinem Gegenüber mit. »Im PEP-Setting wird das Bündnis durch gemeinsames Klopfen erleichtert, systemisch betrachtet eine Begegnung auf Augenhöhe« (Nottelmann 2019, S. 38). • Wesentlich beim Klopfen ist, dass sich ein belastendes Gefühl nur dann bearbeiten lässt, wenn es unmittelbar in diesem Moment empfunden wird. Das heißt, es können entweder gerade erlebte Gefühle beklopft werden (z. B. eine tief empfundene Traurigkeit) oder die belastenden Gefühle sollten vor dem Klopfen zunächst in der Vorstellung »neuronal aktiviert« werden (z. B. die Angst vor Dunkelheit). Das gleichzeitige Klopfen, während an ein belastendes Gefühl gedacht wird (= bifokale multisensorische Intervention), »führt zu einer Entkoppelung zwischen Auslöser und Reaktionsmuster« (Andrade 2012, S. 133). • Störende Emotionen werden emotionsverarbeitenden neuronalen Netzwerken zugeordnet, z. B. dem limbischen System. Das Selbstbeklopfen der Körperpunkte »verstört« die in diesem Hirnareal verorteten belastenden Emotionen und löst sie im Idealfall auf. Studienergebnisse stützen diese These, indem sie aufzeigen, dass der Zugang zur Verarbeitung von Emotionen während der bifokalen multisensorischen

Gut zu wissen!	Intervention erleichtert wird und dass dadurch andere Wege der Emotionsregulation möglich werden (Wittfoth et al. 2020, 2022; Amano u. Toichi 2016). »Wir haben uns angesehen, wie und vor allem wo das Klopfen die emotionale Verarbeitung der Bilder beeinflusst. Die Ergebnisse weisen somit darauf hin, dass beim Klopfen eine veränderte Emotionsverarbeitung auf der Ebene der Amygdala stattfindet« (Pfeiffer 2022, S. 159). • Es kann sein, dass manche Klient·innen das Klopfen als unangenehm empfinden bzw. dass das Klopfen den Stress erhöht, vor allem bei Traumafolgestörungen. Auch dann findet man eigentlich immer eine Lösung. Hier bietet es sich an, sehr genau zu überprüfen, welche Form von Klopfen oder welcher andere haptische Stimulus dennoch funktioniert. Beispielsweise kann man die Körperpunkte, statt zu klopfen, wie folgt stimulieren: – berühren und atmen – berühren und beobachten – visualisieren oder einfach nur daran denken – beobachten, wie sich die Therapeut·in selbst beklopft (Spiegelneuronenaktivierung) – mit den Fingerkuppen auf einem Blatt Papier ein imaginiertes oder aufgeschriebenes Problem wegwischen – auf einen Tisch klopfen – einen Therapiehund ganz sanft beklopfen. • Mit der Klopfübung geben wir unseren Klient·innen ein Werkzeug an die Hand, das ihnen ein hohes Maß an Eigenkompetenz bei der Bearbeitung ihrer belastenden Themen bietet. Die Aktivierung der Selbstwirksamkeit zählt zu den Hauptwirkfaktoren der Klopfübung.

5.2 Junge Zielgruppe

Junge Zielgruppe

- Die Klopfübung ist eine einfach zu erlernende Selbsthilfetechnik, die Kindern und Jugendlichen überall und jederzeit zur Verfügung steht. Das Selbstbeklopfen der Körperpunkte führt dabei zu wichtigen Selbstwirksamkeitserfahrungen: Durch das Selbstbeklopfen haben die Kinder und Jugendlichen eine Methode an der Hand, mit der sie ihren Belastungen eigenständig und selbstbestimmt etwas entgegensetzen können.

  > »Den Kindern und Jugendlichen bietet sie [PEP] die Möglichkeit zur eigenständigen emotionalen Selbstregulation und zu einem daraus resultierenden gesteigerten Selbstwirksamkeitserleben« (Maur 2022b, S. 102).

- Kindern und Jugendlichen fällt es nicht immer leicht, ihre Gefühle zu benennen oder gar über sie zu sprechen. Oftmals sind Visualisierungen hilfreich, um einen guten Einstieg in das Gespräch über Emotionen zu finden. Im Arbeitsmaterial findest du das Arbeitsblatt → *AB-7 Gefühle-Bilderkarten.* Die Illustrationen auf den Bilderkarten können die Kinder und Jugendlichen darin unterstützen, ihre belastenden Gefühle zu benennen und für die Klopfübung zu aktivieren. Die dort dargestellten Gefühle beziehen sich auf die von den Psychologen Izard und Ekman beschriebenen Basisemotionen Trauer, Überraschung, Angst, Scham, Verachtung und Ärger (Izard 1989; Ekman 1993).
- Kinder im Grundschulalter sind nach unserer Erfahrung der Klopfübung gegenüber meist aufgeschlossen, viele Kinder begegnen ihr mit Neugier, achten besonders auf die korrekte Ausführung und ermuntern auch ihr soziales Umfeld zum Klopfen. Schon Kitakinder ab 3 bis 4 Jahren können an das Selbstklopfen herangeführt werden → *AB-24 PEP in Kita und Grundschule – Klopf mit!*

  > »Natürlich benutzen sie nicht alle Punkte, sondern nur die, die sie sich sofort gemerkt haben, oder diejenigen Punkte, die intuitiv guttun« (Reinicke 2022, S. 43).

- Jugendliche finden das Klopfen oftmals peinlich und amüsieren sich darüber – es sieht bisweilen tatsächlich auch ungewohnt und komisch aus. So ist beispielsweise folgender Einstieg möglich:

  > »›Ist es in Ordnung, wenn wir etwas probieren, was meiner Erfahrung nach hilfreich sein könnte? Ich nutze diese Technik sehr oft und denke, dass sie für dich jetzt hilfreich sein könnte.‹ Kinder und Jugendliche nehmen ein derartiges Angebot in der Regel bereitwillig an, vor allem, wenn noch der Hinweis gegeben wird: ›Du musst gar nichts sagen oder erklären. Wir fangen einfach an. Du denkst an dein belastendes Problem, während ich dir zeige, wie es geht« (Rohse 2022, S. 174).

- Bei Jugendlichen machen wir gute Erfahrungen damit, erst einmal zu erklären, was beim Klopfen überhaupt geschieht, also wie Gehirn und Körper auf Stresssituationen reagieren und wie das Klopfen darauf einwirken kann. Marie-Ann von Detten beschreibt dies ihren jugendlichen Klient·innen mit folgenden Worten:

  > »Ich würde gerne mit dir eine Übung machen. Sie kann einerseits Angst- und Druckmuster im Gehirn nachhaltig stören und damit auch bessern, und sie kann andererseits den großen Beruhigungsnerv, den sog. Vagusnerv, der durch den ganzen Körper zieht, aktivieren. Möchtest du das mal versuchen?« (von Detten 2022, S 140 f.).

- Wir können Kinder und Jugendliche auch dazu einladen, die Körperpunkte nur zu berühren bzw. zu visualisieren oder ihren Lieblingspunkt ausfindig zu machen und erst mal nur diesen zu beklopfen – im Idealfall immer in Verbindung mit der Selbststärkungsübung (Kap. 4).

<table>
<tr>
<td>Junge Ziel-gruppe</td>
<td>
<ul>
<li>Nicht nur im psychotherapeutischen Kontext, sondern auch in Schule und Kita lässt sich das Klopfen hervorragend integrieren. Die Einsatzmöglichkeiten sind vielfältig, und die Lehrkräfte bzw. pädagogischen Fachkräfte sind äußerst einfallsreich. So erfahren wir beispielsweise durch einzelne Beiträge in Entwicklung empowern mit PEP (Bohne u. Ebersberger 2022), wie die Klopfübung zur Streitschlichtung, bei Unterrichtsstörungen oder bei Unruhen nach der Hofpause eingesetzt werden kann (Fischer u. Hennig 2022), und wie sie bei Mobbingprozessen (Rohse 2022) oder in Programmen zur Gewaltprävention an Schulen (Hehrlein u. Bettels 2022) umgesetzt wird.</li>
<li>Als Therapeut·in, Ärzt·in, Coach oder Lehrkraft kannst du während der Sitzung bzw. während des Unterrichts beginnen, dich selbst zu beklopfen, und dabei auf die Aktivierung der sog. Spiegelneuronen bei deinen jungen Klient·innen und Schüler·innen setzen. Wie der Name schon sagt, »spiegeln« und simulieren diese Nervenzellen beobachtete Handlungen so, als führten die Beobachtenden diese selbst aus (Bauer 2005; Baller u. Schaller 2009; Künzler 2010).
<blockquote>»Die Kinder [in der Grundschulklasse] werden, wenn ich für mich klopfe, ruhig und hören mir zu, manche klopfen mit, andere schauen einfach zu« (Fischer u. Hennig 2022, S. 201).</blockquote></li>
<li>Um die Konzentration auf das belastende Thema besser halten zu können (was sich bei kleineren Kindern oder besonders bei von Unruhe und Ängsten geplagten Kinder anbietet), können während der Klopfübung die mit dem Thema einhergehenden Emotionen und Gedanken auch laut ausgesprochen werden (Ortner 2018). So kann z. B. für jeden Körperpunkt ein eigener am Anliegen orientierter Satz formuliert werden – eine Vorgehensweise, die wir aus der EFT-Klopftechnik (EFT = Emotional Freedom Techniques) kennen. Dies verbessert nicht nur die Aufmerksamkeit, sondern auch die Differenzierungs- und Wahrnehmungsfähigkeit der Kinder und Jugendlichen.</li>
<li>Gerade bei ganz jungen Menschen bietet es sich an, die Klopfübung mit einer spielerisch-kreativen Intervention zu verbinden. Kreative Interventionen bei Kindern und Jugendlichen bedienen sich in der Regel der gesamten Breite spieltherapeutischer Möglichkeiten (Gräßer u. Hovermann 2018; Retzlaff 2022). Die Autor·innen von Entwicklung empowern mit PEP (Bohne u. Ebersberger 2022) zeigen zahlreiche Beispiele dafür, mit wie viel Fantasie und Leichtigkeit die Klopfübung und auch andere PEP-Tools kreativ angeleitet werden können. Exemplarisch seien genannt:
<ul>
<li>das »Gefühle-Klopf-Lied mit PEP« (Thürnau 2022, S. 218)</li>
<li>die Idee, die Kinder und Jugendlichen ihre eigenen Klopfgeschichten schreiben zu lassen oder sie anzuregen, ein Klopftagebuch zu führen (Fischer u. Hennig 2022, S. 203) oder Klopfreime wie »Oskar« zu dichten (Kirschbaum u. Bohne 2021, S. 128)</li>
<li>die Übung »Klopfen mit Farbe auf Papier« (Lorenz 2022a, S. 85). Während du als Therapeut·in, Ärzt·in, Coach oder Lehrkraft selbst die eigentliche PEP-Klopfreihenfolge einhältst, klopft das Kind entweder mit Farbstiften oder mit einem in Farbe getauchten Finger auf ein Blatt Papier. Malvorlagen eignen sich hierfür besonders.</li>
<li>das Malen belastender Gefühle in Form von Monstern, die dann, nachdem sie sich gezeigt haben, zur »Monsterzähmung« ein Zauberelixier erhalten, nämlich die Klopf- und Selbststärkungsübung (Engelhardt 2019, 2022). Kinder mit ihrem Faible für Monster abzuholen und für das Klopfen zu interessieren nutzt auch Gabriele Maderböck in ihrem »Monsterparcours«. Dort erfahren die Kinder im Spiel, wie ihnen das Klopfen helfen kann, Schwierigkeiten zu überwinden und selbstwirksam zu handeln (Maderböck 2022).</li>
</ul></li>
</ul>
</td>
</tr>
</table>

- das Plüschtier »Peppo«, der kleine, klopfende Elefant, der den Kindern das Klopfen zeigt und sie zum Mitmachen motiviert. Als Handpuppe unterstützt er auch Klopfworkshops in den Kitas und Grundschulklassen (Kirschbaum 2022).

- Die Klopfübung eignet sich auch besonders gut als effektive Methode zur Selbstfürsorge von Therapeut·innen, Ärzt·innen, Lehrkräften, pädagogischen Fachkräften und Eltern (Thürnau 2021; Fischer u. Hennig 2022, S. 200 f.).

  »Und ganz nebenbei – quasi spielend leicht, während die Erzieher·innen PEP mit den Kindern anwenden – tun die Fachkräfte noch etwas für ihre eigene Stressreduktion und damit für ihre Gesundheit« (Thürnau 2022, S. 225).

5.3 Reflexionsfragen und Notizen

- Was wusste ich schon über die Klopfübung (das Klopfen) und habe es wiederholt? Was war mir beim Lesen des Kapitels neu?

....

....

....

....

- Welche Erfahrungen habe ich mit der Übung bereits gemacht? Gemeint sind hier Erfahrungen in der Arbeit mit Klient·innen und auch Selbsterfahrungen.

....

....

....

....

- Wie erkläre ich die Klopfübung meinen Klient·innen? Wie kann ich sie Kindern und Jugendlichen erklären? Wie kommuniziere ich an Eltern und Betreuungspersonen, was hierbei geschieht?

....

....

....

....

....

....

- Welche Fragen stellen meine Klient·innen zur Klopfübung? Und wie beantworte ich diese?

....

....

....

....

6 Zwischen- und Abschlussentspannung

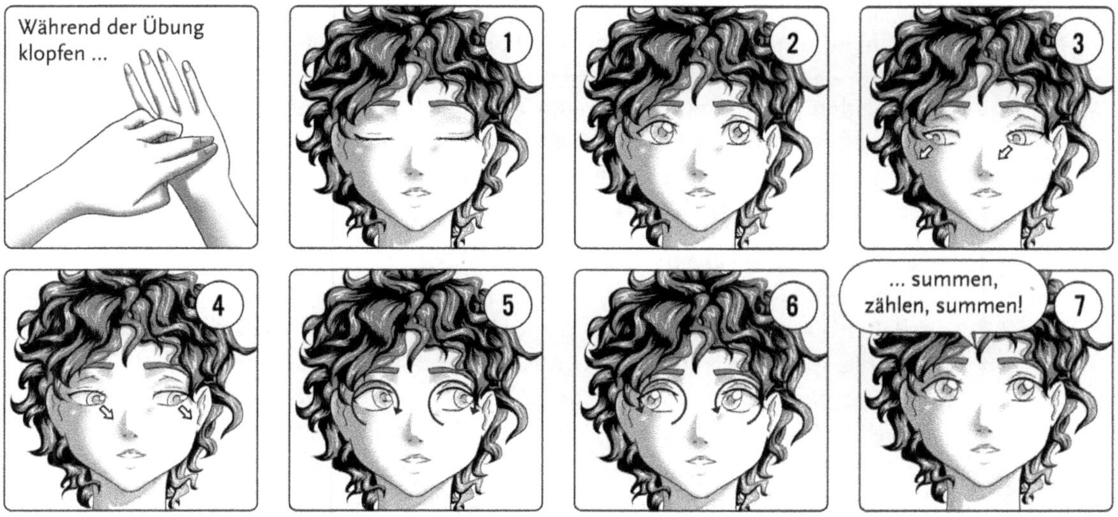

Abb. 6: Zwischenentspannung

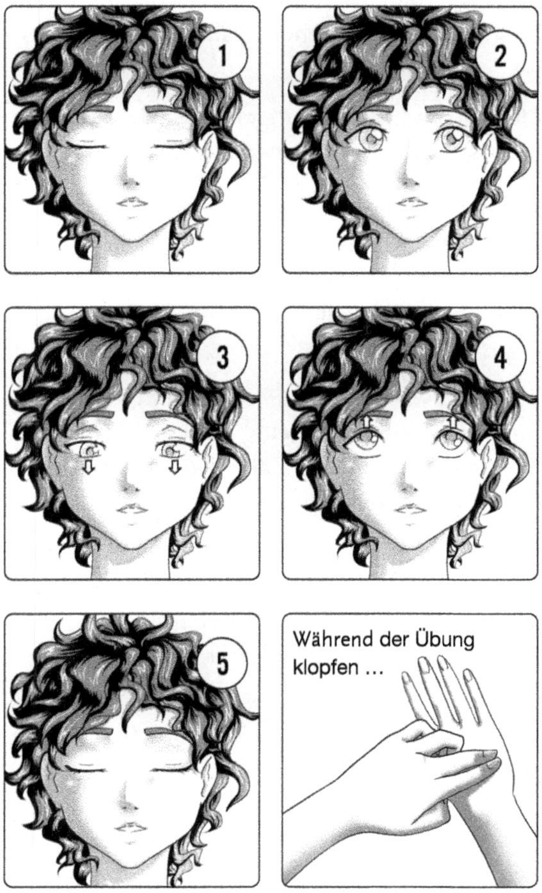

Abb. 7: Abschlussentspannung

6.1 Wann? Wozu? Wie? Gut zu wissen

Wann? Wozu?	• Die *Zwischenentspannung* wird zwischen den Klopfrunden durchgeführt. • Die *Abschlussentspannung* wird durchgeführt, wenn der Stress oder das belastende Gefühl herunterreguliert wurden und der SUD-Wert kleiner 3 ist (Abb. 1).
Wie?	• Bei beiden Entspannungsübungen wird der Integrationspunkt auf dem Handrücken ununterbrochen beklopft, während zeitgleich Augenbewegungen und andere Interventionen gemacht werden. Hierzu auch die Arbeitsblätter → *AB-8 Zwischenentspannung* und *AB-9 Abschlussentspannung.* • So geht die *Zwischenentspannung* (Abb. 6): Augen schließen – Augen öffnen – nach unten rechts schauen – nach unten links schauen – Augen 360° rechtsherum kreisen – Augen 360° linksherum kreisen – eine Melodie summen – von 7 rückwärts zählen oder eine Rechenaufgabe lösen – ein weiteres Mal summen. Nach der Zwischenentspannung sollte der SUD erneut eingeschätzt werden (Kap. 2). Liegt der SUD-Wert weiterhin über 3, können die 16 Körperpunkte erneut beklopft werden. Ändert sich der SUD nicht hinreichend, sollte direkt mit der Analyse und Behandlung der Big-Five-Lösungsblockaden begonnen werden (Kap. 7). • So geht die *Abschlussentspannung* (Abb. 7): Augen schließen – Augen wieder öffnen – mit den Augen in ca. 5 Sekunden vom Boden bis zur Decke schauen – für ca. 5 bis 10 Sekunden nach oben schauen und dabei die Augenbrauen fixieren – dann die Augen wieder schließen – tief Luft holen und hörbar, genussvoll ausatmen. Dabei das Klopfen des Integrationspunkts nicht vergessen. • Während der Entspannungsübungen muss das zu bearbeitende belastende Thema nicht aktiviert sein, die Klient·innen brauchen also an nichts zu denken.
Gut zu wissen	• Die beiden Entspannungsübungen sollen die Zusammenarbeit unterschiedlicher Bereiche im Gehirn aktivieren und fördern. Damit soll das »Gelernte« in unterschiedlichen neuronalen Arealen integriert werden, und es sollen neue Verknüpfungen zwischen den Hirnarealen entstehen (Amano und Toichi 2016; Stein u. Berger 2019). • Lernvorgänge, wie wir sie in der Psychotherapie anregen, können entscheidend beeinflusst werden, wenn gleichzeitig mehrere Sinneskanäle aktiviert sind: Klopfen, Augenbewegungen, Summen, Zählen (= multisensorische Intervention) (Bohne 2021; Aalberse u. Geßner-van Kersbergen 2012). • Den *kompletten PEP-Behandlungsablauf* mit Einschätzung der Belastung auf einer SUD-Skala, Überkreuz- und Fingerberührübung, Selbststärkungsübung, Klopfübung, Zwischen- und Abschlussentspannung findest du im Arbeitsmaterial → *AB-10 PEP-Behandlungsablauf in 8 Schritten.*

6.2 Junge Zielgruppe

Junge Ziel-gruppe	• Der Zwischenentspannung und der Abschlussentspannung werden harmonisierende und ausgleichende Wirkungen zugesprochen, da sie die Zusammenarbeit unterschiedlicher Gehirnareale aktivieren und fördern (bilaterale Verankerung). »›Dann kommt jetzt die Zwischenentspannung, in der wir schnell nacheinander ganz viele verschiedene Areale in deinem Gehirn ansprechen und es damit gut ablenken und herausfordern. Machst du wieder mit?‹« (von Detten 2022, S. 141). • Die beiden Entspannungsübungen können Kindern und Jugendlichen als weiteres Selbstwirksamkeitstool dienen. • In der Arbeit mit Kindern und Jugendlichen bieten diese Übungen auch eine coole Technik, mit der man angeben kann, etwas zu beherrschen, was sonst oft auch Profisportler·innen oder erfolgreiche Musiker·innen nutzen.

6.3 Reflexionsfragen und Notizen

- Welche Erfahrungen habe ich mit der Zwischen- und Abschlussentspannung bereits gemacht? Was sollte ich über diese beiden Übungen wissen?

....

....

....

....

- Wie erkläre ich die beiden Übungen meinen Klient·innen? Wie kann ich sie Kindern und Jugendlichen erklären?

....

....

....

....

- Worauf achte ich bei der praktischen Anwendung des PEP-Behandlungsablaufs, dargestellt auf dem Arbeitsblatt → *AB-10 PEP-Behandlungsablauf in 8 Schritten?* Welche Erfahrungen habe ich dabei bisher gemacht? Gibt es Stellen im Ablauf oder bei den Interventionen, wo es öfter mal stockt? Wenn ja, wo genau und warum? Welche Fragen habe ich dazu?

....

....

....

....

....

....

....

....

....

7 Big-Five-Lösungsblockaden

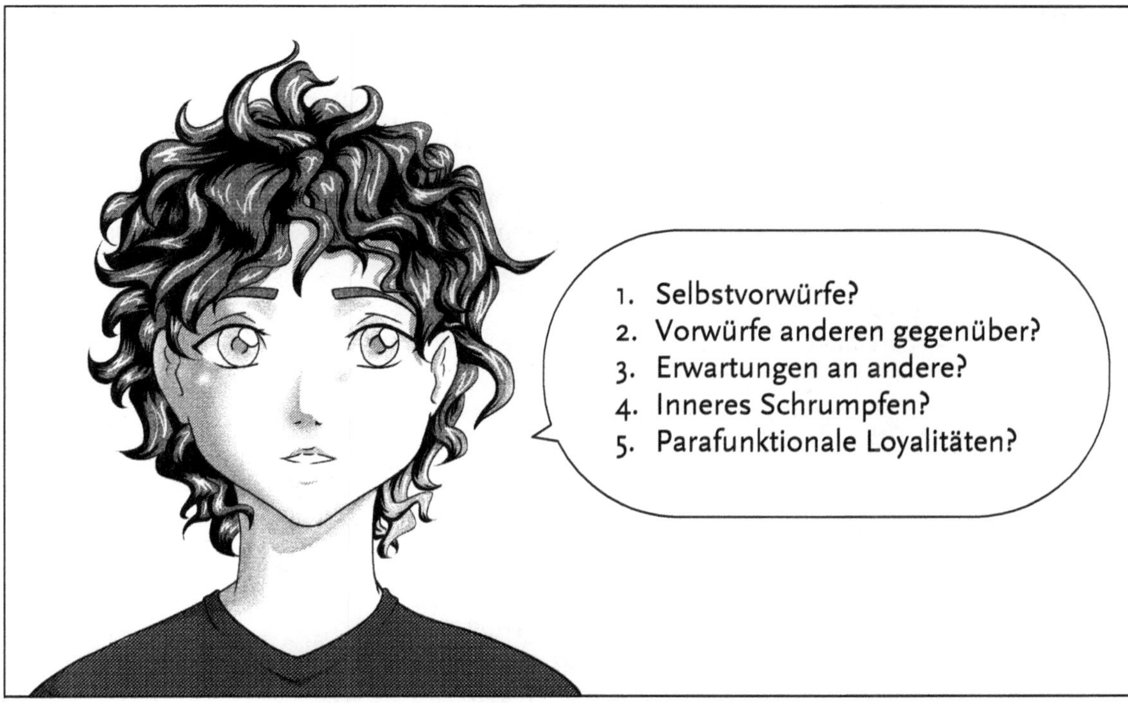
1. Selbstvorwürfe?
2. Vorwürfe anderen gegenüber?
3. Erwartungen an andere?
4. Inneres Schrumpfen?
5. Parafunktionale Loyalitäten?

Abb. 8: Big-Five-Lösungsblockaden

7.1 Wann? Wozu? Wie? Gut zu wissen

Wann? Wozu?	• Wenn der Behandlungsprozess stagniert und sich die Belastung nicht weiter durch die Klopfübung reduzieren lässt (SUD bleibt größer als 3) oder wenn sich Blockaden direkt zeigen. • Um vorhandene Lösungsblockaden zu transformieren. • Generell, wenn therapeutische Prozesse stagnieren.
Wie?	• Im therapeutischen Prozess ist es wichtig, kontinuierlich zu überprüfen, ob Big-Five-Lösungsblockaden vorhanden sind → *AB-11 Big-Five-Lösungsblockaden*. Diese sind: – Selbstvorwürfe (Kap. 8) – parafunktionale Fremdvorwürfe (Kap. 9) – Erwartungen an andere (Kap. 10) – Altersregression (Kap. 11) – parafunktionale[5] Loyalitäten (Kap. 12). • Einschränkende Gedanken und Beziehungsmuster, die sich durch die Klopfübung nicht auflösen lassen, werden ausgesprochen und mit passenden Selbststärkungssätzen transformiert. Das Vorgehen bei der jeweiligen Lösungsblockade wird in den nachstehenden Kapiteln 8 bis 12 sowie in *Psychotherapie und Coaching mit PEP* (Bohne 2021, S. 62 ff.) genauer erläutert.
Gut zu wissen	• Big-Five-Lösungsblockaden sind häufig vorkommende Ursachen für psychisches Leid und emotionalen Stress. Dahinter stehen in der Regel belastende, einschränkende Beziehungsmuster – Muster, die sich anhaltend ungünstig auswirken und längst schon nicht mehr brauchbar sind. • Big-Five-Lösungsblockaden nehmen in der PEP eine zentrale Rolle ein. Wenn wir sie in der Arbeit mit PEP stets auf dem Schirm haben, haben wir gute Karten, um blockierendes psychodynamisches Material im Therapieprozess früh zu erkennen und somit auch direkt transformieren zu können. • Die unterschiedlichen Big-Five-Lösungsblockaden korrelieren häufig mit bestimmten Emotionen. Wenn du dies berücksichtigst, dann kannst du die Big Five schneller und einfacher erkennen: – *Ärger und Wut:* Selbstvorwürfe, Vorwürfe anderen gegenüber oder Erwartungshaltung an andere (da diese wiederum einen Fremdvorwurf verursachen können) – *Enttäuschung, Hoffnungslosigkeit und Traurigkeit:* Erwartungshaltung an andere (bei eher passiver oder depressiver Reaktion) – *Hilflosigkeit, Verlassenheit, Einsamkeit:* inneres Schrumpfen/Altersregression – *schlechtes Gewissen, Schuldgefühle:* parafunktionale Loyalitäten (anderen gegenüber oder auf Ego-State Ebene) • Liegen alle fünf Big-Five-Lösungsblockaden vor, sprechen wir humorvoll-überspitzt von einem »Full-House-Syndrom«.

5 Zur Erläuterung des Begriffs parafunktional zitieren wir aus dem Titel *Psychotherapie und Coaching mit PEP* (Bohne 2021, S. 41): »Wir sprechen in der Psychotherapie häufig von Dysfunktionalität. Eigentlich müsste man von parafunktionalen, also danebenliegenden, Emotionen und Beziehungsmustern sprechen, da der Begriff dysfunktional eine latente Entwertung denjenigen Persönlichkeitsanteilen gegenüber innehat, die am Zustandekommen des Problems bzw. der Blockade beteiligt sind. Zu anderen Zeiten waren diese nun behindernden Emotionen und auch die entwicklungshemmenden Loyalitäten vermutlich sehr wohl funktional, nur eben jetzt nicht mehr.«

7.2 Junge Zielgruppe

Junge Ziel-gruppe	• Bereits im Kindes- und Jugendalter begegnen wir zahlreichen Big-Five-Lösungsblockaden, die, wenn sie nicht erkannt und behandelt werden, dauerhaft Stress und Leid mit sich bringen und auch den Therapieprozess konterkarieren. Daher überprüfen wir in der Arbeit mit Kindern und Jugendlichen – genauso wie in der Arbeit mit Erwachsenen – laufend, ob Big-Five-Lösungsblockaden vorhanden sind. »Die PEP-Tools mit Selbststärkungsübung, Kurbeln, Klopfen und KKT[6] entlarven schnell die Lösungsblockaden und sorgen für die wertvolle ›Zauberkraft‹ der Selbsthilfe und Selbstwirksamkeit« (Engelhardt 2022, S. 58). • Mehr dazu in den folgenden Kapiteln 8 bis 12.

6 KKT = Kognitions-Kongruenz-Test, siehe dazu Kap. 12.

7.3 Reflexionsfragen und Notizen

- Welche Erfahrungen habe ich zu den Big-Five-Lösungsblockaden bereits gemacht? Gibt es bei meinen Klient·innen eine »biggest« (größte, wichtigste und häufigste) Lösungsblockade? Welche ist das?

- Wie kann ich Big-Five-Lösungsblockaden bei meinen Klient·innen erkennen?

- Welche Emotionen können auf welche Big Five hinweisen?

- Wie reagieren Klient·innen, die schon viel Therapieerfahrung mit anderen Methoden haben, auf die Interventionen zu den Big-Five-Lösungsblockaden?

- Welche Fragen habe ich zu den Big-Five-Lösungsblockaden, die ich mit Kolleg·innen oder in meiner PEP-Peergroup besprechen möchte?

8 Verzeihübung bei Selbstvorwürfen

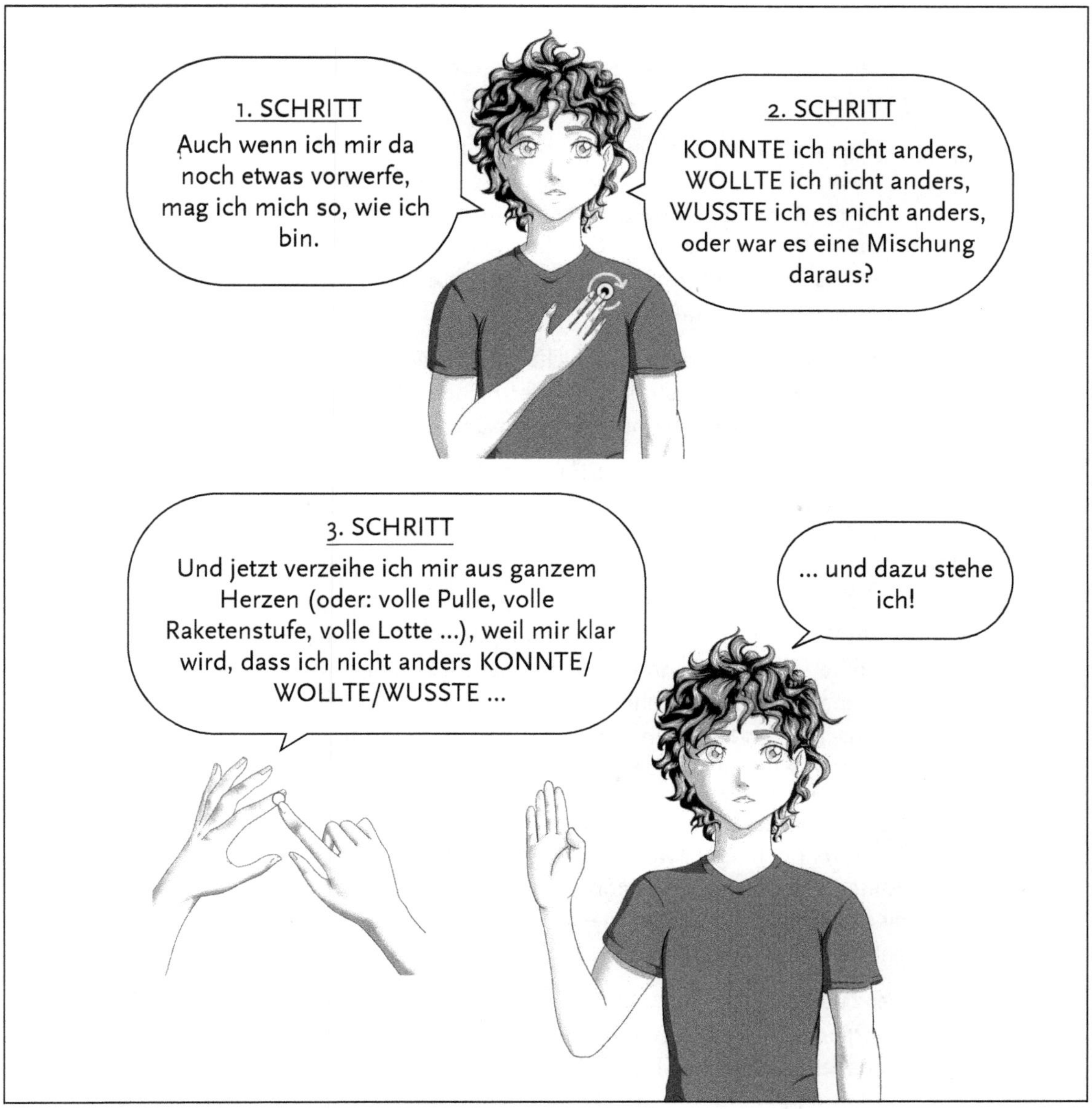

Abb. 9: Verzeihübung

8.1 Wann? Wozu? Wie? Gut zu wissen

Wann? Wozu?	• Es liegt ein Selbstvorwurf vor, den wir mithilfe der Verzeihübung transformieren (Abb. 9).
Wie?	• Einen Selbstvorwurf bearbeitet man in drei Schritten → *AB-12 Selbstvorwurf transformieren:* 1. Zunächst wird die *Selbststärkungsübung* durchgeführt: »*Auch wenn ich mir noch etwas (das da) vorwerfe, achte und schätze ich mich so, wie ich bin.*« Anmerkung: Bei einem Selbstvorwurf muss immer der Selbstakzeptanzsatz ausgesprochen werden. Ggf. können zusätzlich ein oder zwei andere Selbststärkungssätze formuliert werden, die auf die Erfüllung eines Kernbedürfnisses abzielen (Kap. 4). 2. Dann folgt ein wichtiger Zwischenschritt: Wir stellen den Klient·innen die Frage, ob sie nicht anders gekonnt oder nicht anders gewollt haben, ob sie es nicht anders wussten oder ob es eine Mischung daraus war. 3. Anschließend folgt die *Selbstverzeihübung.* Dabei beklopft der Zeigefinger der einen Hand die Zeigefingerspitze der anderen Hand, während folgender Satz zweimal laut ausgesprochen wird: »*Und jetzt verzeihe ich mir aus ganzem Herzen (oder: volle Pulle, volles Rohr, volle Raketenstufe, vollen Edelmann, volle Lotte…), weil mir klar wird, dass ich nicht anders KONNTE/ WOLLTE/WUSSTE – und dazu stehe ich jetzt.*« Beim Zusatz »… und dazu stehe ich jetzt« kann die rechte Hand zur Schwurhand gehoben werden. Verzeihen und Dazustehen können ggf. verdünnt formuliert werden (Kap. 4). Abschließend können wir noch einen *Kraftsatz* formulieren: »*Wo ich mir sonst Vorwürfe gemacht habe, gehe ich nun wohlwollend und liebevoll mit mir um.*«
Gut zu wissen	• Bei noch vorhandenen Selbstvorwürfen kann sich Stress nicht reduzieren, da man ja immer noch irgendwie im Clinch mit sich selbst liegt. Auch ein »Mit-sich-selbst-Hadern« stellt oftmals schon eine Lösungsblockade dar. Selbstvorwürfe scheinen also unser inneres Bestrafungssystem anzukurbeln und dadurch Stress und andere belastende Emotionen zu konservieren. • Der Zusatz »… und dazu stehe ich jetzt« wird von vielen Klient·innen als entlastend wahrgenommen. Wenn wir die Klient·innen noch bitten, dabei die »Schwurhand« zu heben, aktivieren wir ihr »Embodiment« zusätzlich. Hier kann es in der Folge zu spontanen emotionalen Reaktionen kommen. (Oftmals zeigt sich Traurigkeit, und es fließen Tränen.) Wir nehmen solche Reaktionen achtsam wahr und schieben ggf. eine Klopfrunde dazwischen (Kap. 5). • Gegen die Selbstvorwürfe sollte in jedem Fall ein Kraftsatz mitgegeben werden, z. B.: »Jetzt gehe ich wohlwollend und liebevoll mit mir um, auch wenn ich mal einen Fehler mache oder unperfekt bin.« Wenn nach der Verzeihübung immer noch Selbstvorwürfe vorhanden sind, können wir mit folgenden Sätzen arbeiten: »*Auch wenn ich mir immer noch etwas vorwerfe, schätze und achte ich mich so, wie ich bin* (ggf. mit Verdünnung).« »*Auch wenn ich insgesamt eine Begabung habe, mir etwas vorzuwerfen, schätze und achte ich mich so, wie ich bin* (ggf. mit Verdünnung).« »*Auch wenn ich eine unentdeckte Hochbegabung habe, mir etwas vorzuwerfen, schätze und achte ich mich so, wie ich bin* (ggf. mit Verdünnung).«

8.2 Junge Zielgruppe

Junge Zielgruppe	• Bei Kindern und Jugendlichen finden wir häufig Selbstvorwürfe und Schuldgefühle, denn leider glauben viele zu Unrecht, dass sie Ungutes herbeigeführt oder nicht verhindert haben. In einer Entwicklungsphase, in der Kinder und Jugendliche meinen, dass alles, was auf der Welt geschieht, mit ihnen zu tun hat, führt das oftmals zu völlig parafunktionalen Selbstvorwürfen und Schuldgefühlen wie z. B. *»Ich bin schuld, dass sich Mama und Papa immer streiten«; »Wenn ich nicht wäre, hätte es diesen schlimmen Unfall nicht gegeben«; »Ohne mich hätten die nicht so viel Stress.«* »Daneben spielen offensichtlich Selbstvorwürfe und Selbstentwertungsdynamiken eine Rolle, die aufgegriffen und anfänglich transformiert werden können. Beispielhaft könnte ein Satz lauten: *›Auch wenn ich mir vorwerfe, dass ich eine Belastung für meine Familie bin, wäre es wahrscheinlich ganz gut …‹*. Je nach Prozessdynamik lassen sich die Verdünnungstechniken schrittweise zurücknehmen und mit mutigeren Affirmationen versehen, beispielsweise: *›Auch wenn …, erlaube ich mir, mich ab jetzt jeden Tag mehr zu achten und zu schätzen, so wie ich bin / finde ich einen guten Weg in meinem Leben/bleibe ich in Sicherheit/kann ich immer mehr darauf vertrauen zu wissen, was gut für mein Leben ist/traue ich mir zu, jede weitere Krise in Zukunft als Entwicklungschance für mich zu nutzen.‹* Auch Verzeihübungen, die bei der Bearbeitung der Selbstvorwürfe eine wichtige Funktion haben und eine entlastende und stärkende Wirkung entfalten, werden im Verlauf oft möglich« (Pavlić u. Joas 2022, S. 130). • Kinder lernen schon sehr früh in ihren sozialen Interaktionen in Kindergarten und Schule kennen, dass man anderen etwas schwört. Das kennen sie, und an dieser Stelle kann man sie abholen: *»Weißt du, ich glaube, es ist ein guter Zeitpunkt, dass du dir jetzt selbst verzeihst und dir selbst was versprichst. Hast du Lust, mit mir dazu eine Übung zu machen? Ich spreche dir was vor und mache ein paar komische Bewegungen mit meinen Händen und Armen. Und du sprichst mir nach und machst mit, ok? Bei der Übung schwört man sich nämlich selbst etwas. Wollen wir es versuchen?«* Ein Satz zur Selbstverzeihübung könnte dann lauten: *»Jetzt verzeihe ich mir volle Pulle, weil mir klar wird, dass ich es gar nicht besser konnte (wollte/wusste), und dazu stehe ich. Ehreschwöre!«* (Heben der Schwurhand nicht vergessen.)

8.3 Reflexionsfragen und Notizen

- Was wusste ich schon über die Transformation von Selbstvorwürfen und habe es hier wiederholt? Was war mir beim Lesen des Kapitels neu? Welche Fragen habe ich zu dieser Intervention?

....

....

....

- Welche Schritte verwenden wir in PEP, um Selbstvorwürfe zu transformieren?

....

....

....

- Wie erleben meine Klient·innen das Transformieren von Selbstvorwürfen, insbesondere das Handheben mit dem Zusatz »... und dazu stehe ich!« (Gedanken, Emotionen, körperliche Reaktionen etc.)?

....

....

....

- Welche Erfahrungen habe ich mit der Transformation von Vorwürfen, die ich mir selbst gemacht habe?

....

....

....

- Wie lautet die Formulierung, wenn nach dem ersten Durchgang der Verzeihübung noch immer Selbstvorwürfe vorhanden sind?

....

....

....

9 Übung »Verantwortung beim anderen belassen« bei Fremdvorwürfen

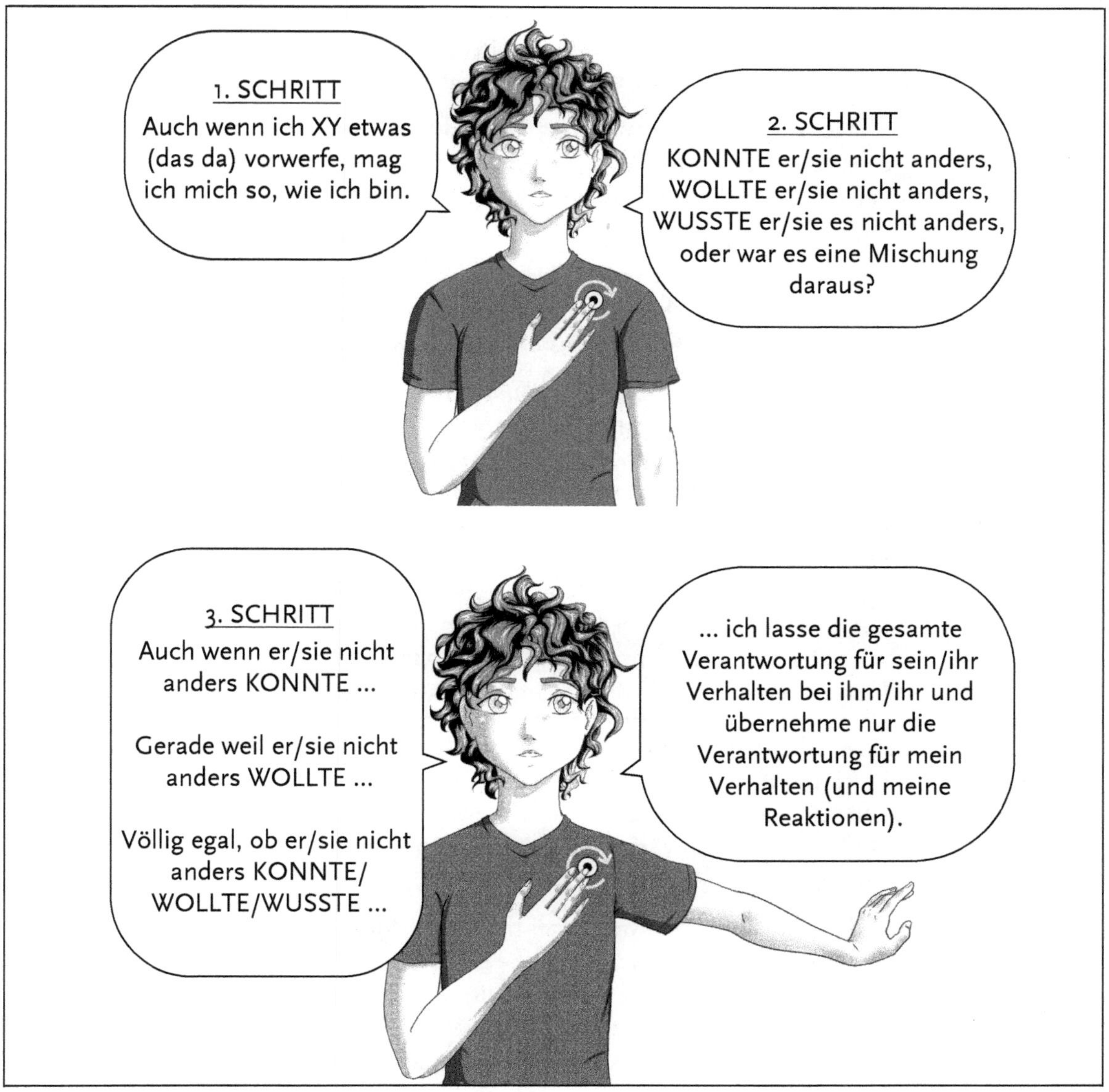

Abb. 10: Übung »Verantwortung beim anderen belassen«

9.1 Wann? Wozu? Wie? Gut zu wissen

Wann? Wozu?	• Die Klient·in bemerkt bei sich einen Vorwurf gegenüber einer anderen Person (= Fremdvorwurf), den wir mithilfe der Übung »Verantwortung beim anderen belassen« bearbeiten (Abb. 10)
Wie?	• Ein Vorwurf gegenüber einer anderen Person wird in drei Schritten bearbeitet → *AB-13 Vorwürfe anderen gegenüber transformieren:* 1. Zunächst wird die *Selbststärkungsübung* durchgeführt: »*Auch wenn ich Person XY da noch etwas (das da) vorwerfe, achte und schätze ich mich so, wie ich bin.*« (... oder einen anderen Selbststärkungssatz, der auf die Erfüllung eines Kernbedürfnisses abzielt; vgl. Kap. 4). 2. Dann folgt ein wichtiger *Zwischenschritt:* Wir stellen den Klient·innen die Frage, ob diese Person nicht anders gekonnt oder nicht anders gewollt hat, ob sie es nicht anders wusste oder ob es eine Mischung daraus war. 3. Daran anschließend folgt die *Übung »Verantwortung beim anderen belassen«.* Dazu wieder die Selbststärkungsübung ausführen, indem folgender Satz zweimal laut ausgesprochen wird: »*Völlig egal, ob er/sie es nicht anders KONNTE/ WOLLTE/WUSSTE, ich lasse die gesamte Verantwortung für sein/ihr Verhalten bei ihm/ihr und übernehme nur die Verantwortung für mein Verhalten und meine Reaktionen.*« Dabei schiebt die Klient·in ihren linken Arm nach hinten (in die Vergangenheit, bzw. zu der anderen Person), während sie mit ihrer rechten Hand den Selbststärkungspunkt auf der linken Seite reibt. Abschließend können wir noch einen *Kraftsatz* formulieren: »*Wo ich bislang anderen Vorwürfe gemacht habe, lasse ich von nun an die Verantwortung dort, wo sie hingehört: bei den anderen.*«
Gut zu wissen	• Ziel der Übung ist es, die schwächenden (parafunktionalen) Vorwürfe an die andere Person zu überwinden und die Verantwortung beim anderen zu belassen. Es werden nur parafunktionale, also schwächende Fremdvorwürfe behandelt. Bei stärkenden Fremdvorwürfen wird die Emotion (Ärger/Wut) zur Initiierung einer Handlung genutzt. • Fremdvorwürfe gehen in der Regel mit einem Mangel an emotionalem Abstand zu anderen Personen einher. Der hohe embodimentale Anteil der hier beschriebenen Übung entsteht durch das symbolische Belassen der Verantwortung bei der anderen Person mit der Nach-hinten-Bewegung des linken Arms. Diese Bewegung vergrößert den emotionalen Abstand und lässt ihn auch erfahrbar werden. Ebenso hilft die Bewegung dabei, sich besser abzugrenzen, die eigenen Grenzen besser zu spüren und diese deutlicher abzustecken. Wir können die Klient·innen auch anregen, sich während der Übung vorzustellen, wie sie mit ihrer Hand ein Stoppschild nach hinten halten. • Hinter *hartnäckigen Fremdvorwürfen* stecken häufig noch vorhandene Erwartungshaltungen an andere (vgl. Kap. 10). • *Funktionale Fremdvorwürfe* hingegen schwächen nicht, sondern stärken und stellen Energie bereit, die zum Handeln genutzt werden kann, und werden somit nicht behandelt.

9.2 Junge Zielgruppe

Junge Zielgruppe	• Bei Kindern kann die Behandlung eines Fremdvorwurfs gegenüber einer erwachsenen Person auch wie folgt formuliert werden: *»Völlig egal, ob er/sie nicht anders konnte/wollte/wusste, als sich so zu verhalten, ich lasse die gesamte Verantwortung für sein/ihr Verhalten bei ihm/ihr, denn er/sie ist erwachsen, und ich bin noch ein Kind.«* • Bei Jugendlichen bietet sich ein Satz an wie: *»Völlig egal, ob er/sie nicht anders konnte/wollte/wusste, ich lasse die gesamte moralische/pädagogische/zwischenmenschliche Verantwortung für sein/ihr Verhalten bei ihm/ihr.«* »Sobald das Kind / die Jugendliche für sich ein Minimum an Selbstakzeptanz spürt, können wir die vorhandenen Selbst- und Fremdvorwürfe schrittweise genauer ansehen und mit den jeweiligen PEP-Tools bearbeiten und auflösen. In kleinen Schritten bewegen wir uns so in Richtung einer besseren Selbstbeziehung ...« (Lorenz 2022a, S. 83). • Das bewusste »Zurückschieben« der Verantwortung (und damit ihr Belassen bei der anderen Person) ist für viele Kinder und Jugendlichen eine ungewohnte, neue Erfahrung. Wir beobachten, dass diese Übung häufig mit einer deutlichen Entlastung einhergeht.

9.3 Reflexionsfragen und Notizen

- Was wusste ich schon über die Transformation von parafunktionalen Fremdvorwürfen und habe es hier wiederholt? Was war mir beim Lesen des Kapitels neu? Welche Fragen habe ich zu dieser Intervention?

  ....

  ....

  ....

- Welche Schritte verwenden wir in PEP, um Fremdvorwürfe zu transformieren?

  ....

  ....

  ....

- Woran erkenne ich funktionale Fremdvorwürfe und was sollte man mit ihnen machen?

  ....

  ....

  ....

- Was steckt hinter hartnäckigen Fremdvorwürfen?

  ....

  ....

  ....

- Wie erleben meine Klient·innen das Transformieren von Fremdvorwürfen, insbesondere die Nach-hinten-Bewegung des linken Arms (Gedanken, Emotionen, körperliche Reaktionen etc.)?

  ....

  ....

- Habe ich eigene embodimentale Erfahrungen mit dieser Intervention? Wenn ja, welche?

  ....

  ....

10 Erwartungshaltung an andere

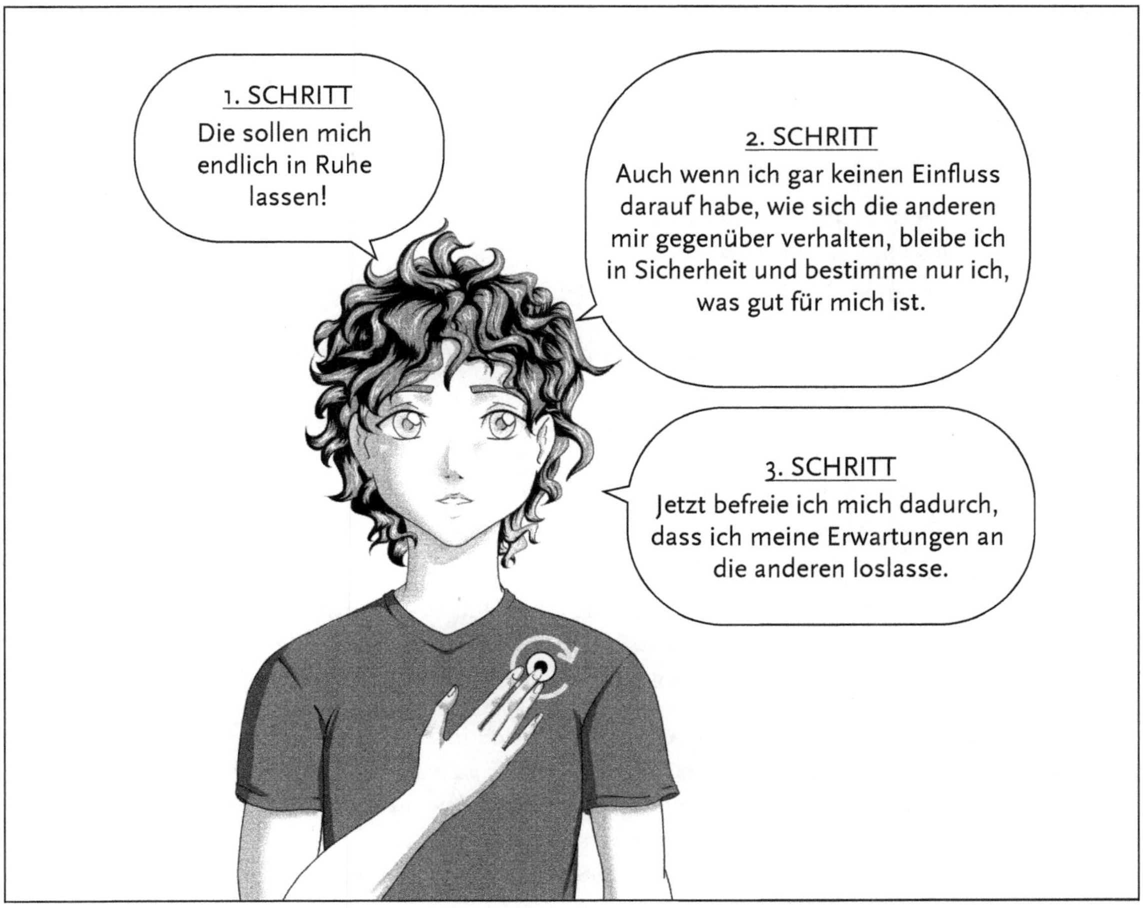
1. SCHRITT
Die sollen mich endlich in Ruhe lassen!
2. SCHRITT
Auch wenn ich gar keinen Einfluss darauf habe, wie sich die anderen mir gegenüber verhalten, bleibe ich in Sicherheit und bestimme nur ich, was gut für mich ist.
3. SCHRITT
Jetzt befreie ich mich dadurch, dass ich meine Erwartungen an die anderen loslasse.

Abb. 11: Erwartungshaltung an andere transformieren

10.1 Wann? Wozu? Wie? Gut zu wissen

Wann? Wozu?	• Die Klient·innen stecken in einer Erwartung an eine andere Person fest (Abb. 11).
Wie?	• Erwartungshaltungen können mittels der Selbststärkungsübung (Kap. 4) bearbeitet werden → *AB-14 Erwartungen an andere transformieren.* Dazu den Selbststärkungspunkt unterhalb des linken Schlüsselbeins im Uhrzeigersinn reiben und zugleich Sätze sprechen wie: *»Auch wenn ich an die Person XY die Erwartung habe, dass sie ..., achte und schätze ich mich so, wie ich bin.«* *»Auch wenn ich damit ein Ziel definiert habe, das ich selbst nicht erreichen kann, achte und schätze ...«* *»Auch wenn ich mich dadurch ein Stück weit (oder sogar voll und ganz) von Person XY abhängig mache, achte und schätze ...«* *»Auch wenn ich der Person XY dadurch Macht über meine Gefühl gebe, achte und schätze ...«* Weitere Sätze zur Transformation von Erwartungshaltungen findest du bei Bohne (2021, S. 129). • Wenn eine hartnäckige Erwartungshaltung vorhanden war und es hilfreich scheint, diese loszulassen, kann man noch den Nutzen des Loslassens formulieren: *»Jetzt befreie ich mich dadurch, dass ich meine Erwartungen (voll und ganz) loslasse!«; »Jetzt versüße ich mir mein Leben dadurch, dass ich meine Erwartungen loslasse!«*
Gut zu wissen	• Bei Erwartungshaltungen handelt es sich um eine Abhängigkeit auf Beziehungsebene. Typische Gedanken sind: *»Ich will jetzt endlich mal die Anerkennung, die mir zusteht«; »Der ist für mein Glück verantwortlich«; »Du musst immer für mich da sein«; »Die tut einfach nicht, was ich von ihr will«; »Die sollen mich gefälligst in Ruhe lassen«.* Oftmals erkennen die Klient·innen gar nicht, dass es sich dabei um Erwartungshaltungen handelt und sie sich dadurch vom Gegenüber abhängig machen. • Erwartungshaltungen schwächen den Selbstwert! • Bei der Transformation von Erwartungshaltungen durch die Selbststärkungsübung sollte jedes Mal der »Preis« für die Erwartungshaltung mit einbezogen werden. Denn auch wenn eine Erwartung inhaltlich plausibel erscheinen mag, gibt man anderen immer wieder Mittel und Wege an die Hand, die Kontrolle über das eigene Wohlbefinden zu übernehmen. Diese Abhängigkeit durch Erwartungshaltungen kann gerne (auch bei Kindern und Jugendlichen) humorvoll und pointiert formuliert werden. Wir tun gut daran, ... »... die Folgen der Abhängigkeit durch Erwartungshaltungen auf der Beziehungsebene zwar (wie immer) würdigend-empathisch, aber gleichzeitig überspitzt-eindeutig zu formulieren, von *›Auch wenn ich mich damit ein klitzekleines bisschen versklave und Person XY einen Hauch Macht über mich gebe ...‹* bis hin zu *›Auch wenn ich Person XY eine intergalaktische Fernbedienung über meine Gefühle inklusive Powerbank in die Hand gedrückt habe ...‹«* (Rohse 2022, S. 176).

10.2 Junge Zielgruppe

Junge Ziel-gruppe	• Auch Kinder und Jugendliche sind nicht frei von Erwartungshaltungen. In Therapie und Schule können wir das direkt ansprechen: »*Es kommt immer wieder mal vor, dass wir von anderen etwas erwarten, aber gar nicht bemerken, dass wir überhaupt keinen Einfluss darauf haben, wie sich die anderen verhalten. Das fühlt sich dann auch gar nicht gut an, weil wir uns dadurch irgendwie abhängig von den anderen fühlen. Was können wir denn dagegen tun, wenn uns das klar wird?*« • Wenn z. B. ein Kind möchte, dass seine Mutter bei den Hausaufgaben neben ihm sitzt, und es dadurch immer wieder zu Streit und Frust zwischen den beiden kommt, könnte ein Selbststärkungssatz lauten: »*Auch wenn ich von Mama etwas erwarte, das sie nicht erfüllen kann und auch gar nicht erfüllen will, bin ich schon ein selbstständiges Kind und mag mich so, wie ich bin!*« • Wir können dann den Kindern noch einen Satz mit auf dem Weg geben, den sie sich bildhaft vorstellen können: »*Jetzt überraschst du dich selbst damit, wie viel du allein schaffen wirst, wenn du deine Erwartungen zum Mond schießt.*«

10.3 Reflexionsfragen und Notizen

- Was wusste ich schon über die Transformation von Erwartungshaltungen und habe es hier wiederholt? Was war mir beim Lesen des Kapitels neu? Welche Fragen habe ich zu dieser Intervention?

  ....

  ....

  ....

- Welche Schritte verwenden wir in PEP, um Erwartungen an andere zu transformieren?

  ....

  ....

  ....

- Was ist wichtig bei der Formulierung eines Kraftsatzes zum Thema Loslassen von Erwartungen?

  ....

  ....

- Wie schaffe ich es, Humor und Leichtigkeit in diese Übung zu integrieren?

  ....

  ....

- Müssen funktionale Erwartungen wie z. B. die einer Chefin an ihre Mitarbeiter·innen auch behandelt werden?

  ....

  ....

- Welche Erfahrungen habe ich selbst mit der Transformation von Erwartungshaltungen anderen gegenüber?

  ....

  ....

11 Altersregression

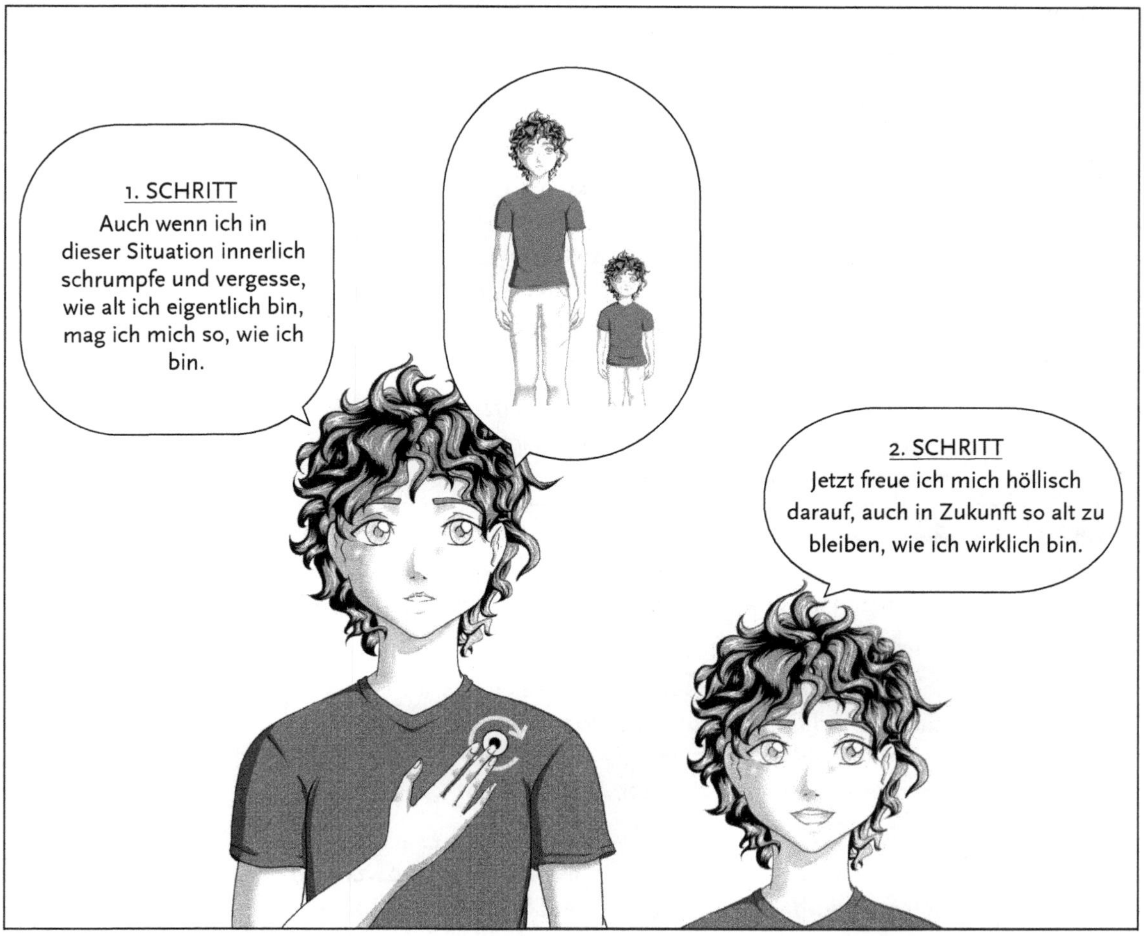

Abb. 12: Im Realalter bleiben bei Altersregression

11.1 Wann? Wozu? Wie? Gut zu wissen

Wann? Wozu?	• Die Klient·innen schrumpfen innerlich, sie fühlen sich jünger, kleiner und abhängiger, als sie in Wirklichkeit sind (Abb. 12). Sie bleiben nicht in ihrem Realalter → *AB-15 Inneres Schrumpfen – Wie alt fühle ich mich?*
Wie?	• Man begegnet der Altersregression mit zwei Schritten → *AB-16 Inneres Schrumpfen transformieren:* 1. Zunächst wird die Selbststärkungsübung durchgeführt. Während die Klient·in ihren Selbststärkungspunkt unterhalb des linken Schlüsselbeins »kurbelt«, formuliert sie einen Selbststärkungssatz in Bezug auf die Altersregression: *»Auch wenn ich in dieser Situation innerlich schrumpfe und vergesse, wie alt ich in Wirklichkeit bin, achte und schätze ich mich so, wie ich bin«* (oder einen anderen Selbststärkungssatz, der auf die Erfüllung eines Kernbedürfnisses abzielt; Kap. 4). 2. Daran anschließend wird ein Kraftsatz (Kap. 13) gebildet, der das Realalter mit der Zukunft verknüpft: *»Jetzt freue ich mich höllisch darauf, auch in Zukunft so alt zu bleiben, wie ich wirklich bin.«*
Gut zu wissen	• Bei der Altersregression werden in bestimmten Kontexten kindliche oder jüngere Ich-Zustände aktiviert, was dazu führt, dass der Zugriff auf die bereits erworbenen Kompetenzen in diesem Moment eingeschränkt ist. Wichtig ist hier, die Betroffenen wieder mit ihren Ressourcen in Kontakt zu bringen. • Die Altersregression finden wir bei vielen Klient·innen. Oftmals ist es ausreichend, dass sie sich in der problemrelevanten Situation klar vor Augen führen, wie alt sie eigentlich wirklich sind. Häufig melden uns Klient·innen zurück, dass genau dieses »Bewusstwerden des inneren Schrumpfens« zu einer deutlichen Veränderung im Alltag geführt hat. • Tritt die Altersregression häufig auf oder ist sie bereits strukturell verankert, sind Selbststärkungsübung (Kap. 4) und Kraftsätze (Kap. 13) die Mittel der Wahl. Geeignete Kraftsätze bei Erwachsenen sind z. B. *»Jetzt freue ich mich, auch in diesem Kontext so erwachsen zu bleiben, wie ich tatsächlich bin«; »Wenn ich erwachsen bleibe, weiß ich, wo es langgeht und welcher Abstand mir guttut.«; »Es ist einfach nur gut, an dem Punkt erwachsen zu bleiben.«; »Jetzt trainiere ich in jeder Situation, erwachsen zu bleiben.«* Der Kraftsatz sollte dann über mehrere Wochen mindestens zweimal täglich, bei ausgeprägter Lösungsblockade bis zu viermal stündlich aktiviert werden. Damit trainieren wir, uns zur rechten Zeit an diesen Kraftsatz zu erinnern.

11.2 Junge Zielgruppe

Junge Zielgruppe	• Bei Kindern und Jugendlichen erleben wir häufig Situationen, die jüngere oder auch viel ältere Persönlichkeits- oder Ich-Anteile zum Vorschein bringen. So kann ein Grundschulkind plötzlich ins Babyalter »schrumpfen«, wenn es Lesen üben soll, ein 12-Jähriger kann unangemessen neunmalgescheit sein, wenn er gesehen werden möchte, oder eine Jugendliche kann sich plötzlich völlig überfordert fühlen, wenn es darum geht, eine Entscheidung zu treffen. Wenn wir den Kindern und Jugendlichen in so einer Situation die Frage stellen: *»Wie alt ist denn diejenige, die da gerade spricht?«*, dann benennen sie meist das dazu passende Alter, also das Alter, in dem sie gerade feststecken. Fragen wir dann weiter: *»Was sagt denn die X-Jährige dazu?«* (X entspricht dem realen Alter), erhalten wir fast immer aufschlussreiche Antworten, mit denen wir weiterarbeiten können. Oftmals stecken hinter diesen Antworten Kernbedürfnisse, die bislang oder in diesem Moment unbeachtet und unerfüllt (geblieben) sind. • Passende Kraftsätze zur Umstrukturierung einer Altersregression, die gemeinsam mit den Kindern und Jugendlichen erarbeitet werden, können lauten: *»Jetzt bleibe ich aber mal so alt, wie ich in echt bin.«* *»Jetzt kurbel ich mich wieder so groß, wie ich wirklich bin«* *»Ich bleibe sicher und ein großes Mädchen, weil ich jetzt weiß, was ich draufhabe!«* *»Ich bin alt genug, um ...«* • Wir tun gut daran, die Kinder und Jugendlichen immer wieder an ihre Sätze zu erinnern, damit sie diese mit der Zeit verinnerlichen. Dabei erweisen sich kreativ-spielerische Übungen (Malen, Theaterspielen, Aufschreiben, mit einer Geste verbinden ...) als hilfreich. »Kinder verstehen das Phänomen dieses ›Schrumpfens‹, wenn man nachfragt, wie alt sie sich in einer bestimmten Situation fühlen. So konnte z. B. ein 8-jähriger Junge genau sagen, dass er sich bei seinen Wutattacken wie damals mit 3 Jahren fühlt. Folgender Satz war für ihn der erste Schritt zu mehr Selbstwirksamkeit: *›Auch wenn ich mich manchmal wieder wie mit 3 verhalte, bin ich ein starker Junge!‹* Noch mehr Selbstbewusstsein aktivierte in ihm der Kraftsatz: *›Ab jetzt bleibe ich der 8-jährige Junge, der ich bin. Ich werde täglich größer!‹«* (Lorenz 2022a, S. 83 f.). • Kinder und Jugendliche wechseln mühelos zwischen den Altersstufen. (Erwachsenen fällt das viel schwerer.) Sie haben dadurch einen meist guten Zugang zu dieser Intervention gegen inneres Schrumpfen (Reinicke u. Bohne 2019, S. 53).

11.3 Reflexionsfragen und Notizen

- Wie erkläre ich meinen Klient·innen die Altersregression? Wie erkläre ich sie Kindern und Jugendlichen?

   ....

   ....

   ....

- Welche Schritte verwenden wir in PEP, um »inneres Schrumpfen« zu transformieren? Worauf sollte ich hier besonders achten? Welche Fragen habe ich zu dieser Intervention?

   ....

   ....

   ....

- Welche Besonderheit gibt es bei den Kraftsätzen zur Transformation der Altersregression zu beachten?

   ....

   ....

   ....

- Welche Rolle spielen Humor und Leichtigkeit bei dieser Intervention? Wie kann ich Humor und Leichtigkeit in diese Übung integrieren?

   ....

   ....

- Kenne/kannte ich Situationen, in denen ich selbst innerlich schrumpfe/geschrumpft bin. Welche Erfahrungen habe ich mit dieser Intervention?

   ....

   ....

- Was kann hinter einer Altersprogression stecken?

   ....

   ....

12 Parafunktionale Loyalitäten

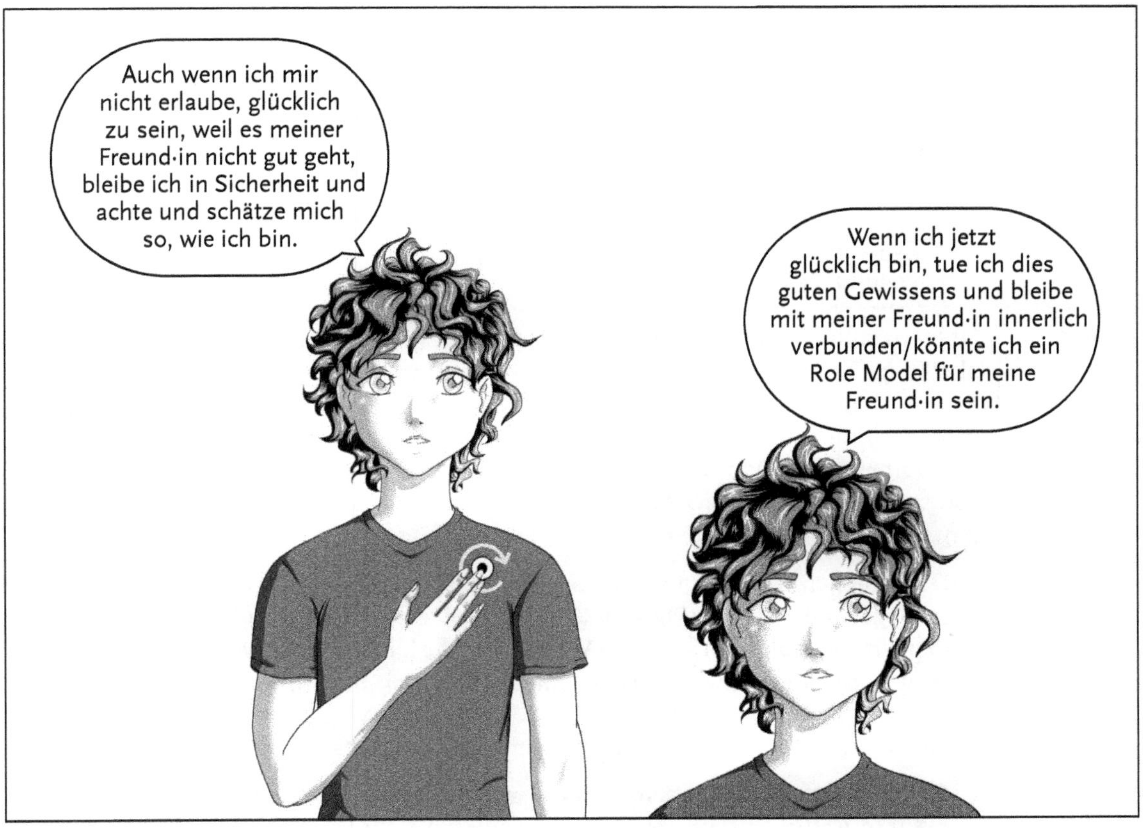
Auch wenn ich mir nicht erlaube, glücklich zu sein, weil es meiner Freund·in nicht gut geht, bleibe ich in Sicherheit und achte und schätze mich so, wie ich bin.
Wenn ich jetzt glücklich bin, tue ich dies guten Gewissens und bleibe mit meiner Freund·in innerlich verbunden/könnte ich ein Role Model für meine Freund·in sein.

Abb. 13: Parafunktionale Loyalitäten transformieren

12.1 Wann? Wozu? Wie? Gut zu wissen

<table>
<tr><td>Wann?
Wozu?</td><td>
<ul>
<li>Wenn wir bei unseren Klient·innen parafunktionale Loyalitäten vermuten, diese aufdecken und transformieren möchten.</li>
<li>Parafunktionale Loyalitäten können

– gegenüber einer meist nahestehenden anderen Person

– gegenüber intrapersonalen, also inneren Anteilen oder

– gegenüber Wertesystemen bestehen.</li>
</ul>
</td></tr>
<tr><td>Wie?</td><td>
Unter parafunktionalen Loyalitäten verstehen wir (meist unbewusste) Beziehungsverstrickungen, die es verhindern oder erschweren, ein angestrebtes Ziel zu erreichen. Bei Verdacht auf parafunktionale Loyalitäten führen wir einen Kognitions-Kongruenz-Test (KKT) durch. Der KKT ist ein Werkzeug zum Aufspüren bewusster, unbewusster und vorbewusster Aspekte, die die Erreichung eines angestrebten persönlichen Ziels verhindern (Bohne 2021, S. 80 f.). Dabei beobachten wir, ob – im übertragenen Sinne – innere Ampeln auf Rot oder auf Grün stehen:
<ul>
<li>Dazu suchen wir zunächst gemeinsam mit der Klient·in einen passenden Zielsatz (z. B. gesund sein, den Platz im Leben finden, ein hartnäckiges Symptom überwinden, richtig erfolgreich sein …). Dann spricht die Klient·in einen von der Therapeut·in vorgesprochenen Testsatz nach und spürt in sich hinein, ob dieser Satz für sie stimmig ist oder nicht (Bohne 2021, S. 82 f.). Als Therapeut·in achten wir dabei auf somatische Marker unseres Gegenübers, die sich uns als Körperreaktionen zeigen.</li>
<li>Ist eine Ampel rot, liegt also ein unbewusstes Verbot oder eine Blockade vor, wird die rote Ampel mittels Selbststärkungsübung (Kap. 4) wieder auf Grün gestellt. Bleibt die Ampel weiterhin auf Rot stehen, fragen wir, welcher Aspekt noch eine Rolle spielt, und behandeln diesen neuen Aspekt erneut mit der Selbststärkungsübung.</li>
<li>Haben wir eine innere rote Ampel der Klient·in auf Grün gestellt, gehen wir zum nächsten Testsatz weiter. Der Zielsatz bleibt unverändert.</li>
<li>Hartnäckige Blockaden in der Beziehung zu anderen lassen sich mit der Handhebeübung transformieren: »Selbst wenn Person XY mir nicht erlaubt, mein Ziel zu erreichen (dabei den linken Arm zur Schwurhand heben), werde ich guten Gewissens mein Ziel erreichen (dabei den rechten Arm zur Schwurhand heben).«</li>
<li>Wichtig in der Transformation parafunktionaler Loyalitäten ist zunächst, sich diese bewusst zu machen. Im Anschluss daran werden zur Verankerung der transformierten Loyalitäten individuelle Kraftsätze formuliert und der Klient·in in einem »Lunchpaket« mitgegeben. Hinweise dazu, wie solche Sätze aussehen können, worauf bei der Formulierung zu achten ist und wie die Sätze angewendet werden, findest du in Kap. 13. Bitte beachte: Oftmals bekommt man rote Ampeln nur durch passende transformierende Kraftsätze auf Grün gestellt. Es geht also darum, die parafunktionalen Loyalitäten in funktionale Loyalitäten zu transformieren.</li>
<li>Zwei Besonderheiten des Kognitions-Kongruenz-Tests: Transformation des Symptoms als letzter Zeuge und Wahrung der Loyalität.

– Wenn sich bei den Klient·innen im Testsatz oder als klinischer Hinweis etwas Belastendes zeigt (Symptom als letzter Zeuge), dann ist hierfür ein würdigender Selbststärkungssatz auszusprechen: »Auch wenn mein bisheriges Leiden (o. Ä.) ein letzter Zeuge dafür war, dass mir etwas Schlimmes (Schwieriges/Belastendes) widerfahren ist, achte und schätze ich mich so, wie ich bin.« Im nächsten Schritt sollte dann das Symptom aus dem Zeugenstand entlassen werden: »Wenn ich jetzt glücklich, gesund und erfolgreich bin, bleibt gewürdigt, dass</li>
</ul>
</td></tr>
</table>

	ich etwas Schlimmes (Schwieriges/Belastendes) erlebt habe.« Dieser Satz wird als Kraftsatz notiert und mit nach Hause gegeben. – Bei parafunktionalen Loyalitäten kann es (zur Wahrung der Loyalität) angezeigt sein, Kraftsätze mit folgender Satzstruktur zu formulieren (Bohne 2021, S. 131): *»Wenn ich mein Ziel erreiche (z. B. dass ich glücklich, gesund und erfolgreich bin), bleibe ich verbunden mit …; bleibe ich auf eine mir angemessene Art und Weise verbunden mit …; tue ich dies auch … zu Ehren«; bleibt das Leid von … gewürdigt.«* Im Arbeitsmaterial findest du hierzu das Arbeitsblatt → *AB-17 Parafunktionale Loyalität transformieren und Loyalität wahren.*
Gut zu wissen	• Oftmals sind Menschen mit parafunktionalen Loyalitäten auf unbewusste Art mit anderen Menschen oder inneren Instanzen (Ich-Zuständen, »Ego States«, Wertesystemen) im Leiden so verbunden, dass sie es sich nicht erlauben, ein für sie positives Ziel zu erreichen. Sie befürchten nämlich, ihre Loyalität anderen gegenüber zu verletzen. • An der Stelle, wo sich systemische Hindernisse zeigen und sich der Verdacht auf parafunktionale Loyalitäten verdichtet oder wo das Erreichen eines Ziels scheinbar immer wieder untergraben wird, bietet sich der Einsatz des Kognitions-Kongruenz-Tests (KKT) an. Mit ihm lassen sich bewusste, unbewusste und vorbewusste psychische Inhalte aufdecken, die das Erreichen eines angestrebten Ziels torpedieren. Es wird – bildlich gesprochen – überprüft, ob die inneren Ampeln auf Rot oder auf Grün stehen. Rote Ampeln werden dann mittels Selbststärkungsübung (Kap. 4) auf Grün gestellt. Hierfür steht den in PEP ausgebildeten Therapeut·innen, Ärzt·innen und Coachs ein KKT-Bogen mit Testsätzen als diagnostisches Instrument zur Verfügung. Die Testsätze werden dabei mit dem jeweiligen Zielsatz verknüpft. Die von den Klient·innen nachgesprochenen, sanft provokativen Testsätze stellen eine Art »Probebohrung« in ihr Konfliktfeld dar (Bohne 2021, S. 82). • Jeder Testsatz des KKT kann zu einem Kraftsatz (Kap. 13) werden, wenn er Freude macht und ein positives Körpergefühl auslöst. Gib diesen Satz als Teil des »Lunchpakets« mit nach Hause. • Eine Besonderheit des KKT ist, dass neben der Diagnostik auch tief liegende, psychodynamische Aspekte unmittelbar durch die Selbststärkungsübung und durch Kraftsätze transformiert werden, während die Interventionen ganz nebenbei noch die Selbstbeziehung der Klient·innen verbessern. Da zudem das Kernbedürfnis nach Autonomie befriedigt wird (die Klient·innen allein entscheiden, ob sich der Testsatz stimmig anfühlt oder nicht), sind keine Abwehrreaktionen nötig.

12.2 Junge Zielgruppe

Junge Zielgruppe	• Auch bei Kindern und Jugendlichen hilft der KKT, zugrunde liegende psychodynamische Konfliktinhalte an die Oberfläche zu bringen, die dann schrittweise bearbeitet werden können. »Innere ›rote Ampeln‹, welche die Patient·innen als solche zu erkennen vermögen, können dann mittels passender Selbststärkungsaffirmationen und dezidierter Big-Five-transformierender Kraftsätze auf ›Grün‹ gestellt werden. Ein Beispielsatz könnte lauten: ›*Selbst wenn mein Vater mir niemals erlauben wird, glücklich zu sein* (linke Hand heben), *kann ich trotzdem guten Gewissens glücklich werden* (rechte Hand heben)‹« (Pavlić u. Joas 2022, S. 132). • Zeigen sich bei Kindern und Jugendlichen Loyalitäten, hinterfragen wir ihren Sinn und transformieren sie ggf. mittels Affirmationen: »Wenn ich glücklich bin, tue ich das auch in tiefer Liebe zu meiner Oma« (Pavlić u. Joas 2022, S. 135). • Dabei ist darauf zu achten, dass der KKT immer an die Bedürfnisse und den Entwicklungsstand des Kindes oder Jugendlichen angepasst wird. »Der Kognitions-Kongruenz-Test (KKT) erfordert häufig eine lange Aufmerksamkeitsspanne und eine gewisse mental-emotionale Kondition. Selbstverständlich sollte hier auf die Aufnahmekapazität und die Altersstufe der Klient·innen Rücksicht genommen werden« (Rohse 2022, S. 176). • Eigens für Kinder und Jugendliche, die z. B. unter starken Selbstzweifeln, einem hohen Druck von außen, Problemen beim Lernen und allen Arten von Ängsten leiden, entwickelte Mélanie Maur eine leichter verständliche Form des KKT, den Ziel-Gedanken-Körper-Test (ZKT), kurz ZieGe-Test. »Bei meiner Arbeit mit Kindern und Jugendlichen zeigt sich, genau wie bei Erwachsenen, eine gewisse Ambivalenz bei der Formulierung eigener bzw. neuer Ziele. Nicht selten wird hier mit einem deutlichen Ausruf der Ablehnung (›Nääääääähhh!‹) auf die Formulierungsangebote reagiert, was sich wie ein ›inneres Meckern‹ darstellt. Um dem Grund dieses Meckerns auf die Spur zu kommen und sich der Weisheit des Körpers zu bedienen, hilft ›die ZieGe‹ dabei, mittels körperlicher Reaktion zu testen, woher mögliche Blockaden bei der Erreichung des Ziels kommen. Diese können dann im Verlauf des ZieGe-Tests direkt bearbeitet werden« (Maur 2022a, S. 162).

12.3 Reflexionsfragen und Notizen

- Welche Rolle spielen bei meinen Klient·innen parafunktionale Loyalitäten? Wie häufig und in welcher Form begegnen mir diese? Wie kann ich sicherstellen, dass ich parafunktionale Loyalitäten auch erkenne?

....

....

....

- Was sind meine Erfahrungen mit dem Einsatz des Kognitions-Kongruenz-Tests (KKT)? Wie oft wende ich ihn an? Wie sicher fühle ich mich in der Anwendung? Benötige ich eventuell mehr Übung? Welche Fragen habe ich zur Transformation parafunktionaler Loyalitäten?

....

....

....

- Was sind parafunktionale Loyalitäten auf Ego-State-Ebene?

....

....

....

- Wie werden parafunktionale Loyalitäten mithilfe des KKT aufgespürt? Wie werden sie transformiert?

....

....

....

- Wie finde ich einen passenden KKT-Testsatz? Wie passe ich den KKT gegebenenfalls für Kinder und Jugendliche an?

....

....

....

13 Kraftsätze

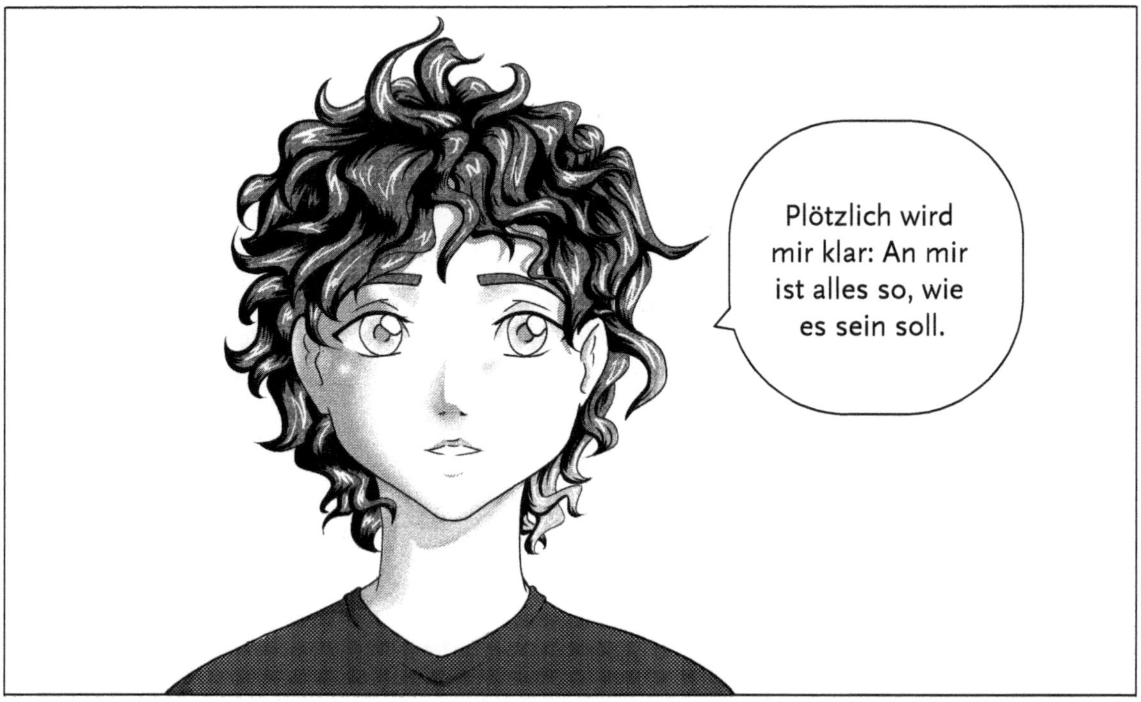

Abb. 14: Transformation hartnäckiger Überzeugungen mittels Kraftsätzen

13.1 Wann? Wozu? Wie? Gut zu wissen

Wann? Wozu?	• Zur Transformation hartnäckiger negativer oder schwächender Überzeugungen und störender Glaubenssätze (Abb. 14). • Zur Entwicklung alternativer selbstwertstärkender Strategien.
Wie?	• Folgende Kriterien sind zu beachten: – Ein Kraftsatz muss stimmig und angemessen formuliert sein und inhaltlich zum Wertesystem der Klient·innen passen. – Es ist unerlässlich, sehr genau auf die Physiologie und ein positives Embodiment unseres Gegenübers zu achten (z. B. äußeres und/oder inneres Aufrichten, Lächeln, Atem, ...), um zu erkennen, ob der jeweilige Satz bereits Kraft, Stärke und Zuversicht aktiviert oder ob noch »nachjustiert« werden muss. – Der Kraftsatz muss nicht nur die Klient·innen, sondern auch uns überzeugen. • Die Kraftsätze werden notiert (z. B. auf einem Rezeptblock) und den Klient·innen als »Lunchpaket« mit nach Hause gegeben. Damit die Sätze ihre Wirkung entfalten, sollten sie wie ein Mantra, ein Werbeclaim oder ein Psalm verinnerlicht und aktiviert werden (mindestens 2-mal täglich über mehrere Wochen). Folgende Arten der Aktivierung sind denkbar: – lautes Aussprechen, auch vor dem Spiegel; dabei können die vier Powerpunkte zwischen den Augenbrauen, unterhalb der Nase, unterhalb der Unterlippe und in der Brustbeinmitte geklopft werden (Kap. 14) – aufschreiben (immer wieder!) und sichtbar aufhängen – mit einer Geste oder Körperhaltung verbinden – ... etc. (vgl. Bohne 2021, S. 133 f.). • Ein Arbeitsblatt, auf dem die Kraftsätze notiert werden können und das mit nach Hause gegeben werden kann, findest du im Arbeitsmaterial → *AB-18 Mein »Lunchpaket«.*
Gut zu wissen	• Die Arbeit mit Kraftsätzen stellt einen Schwerpunkt vieler Psychotherapie- und Coachingmethoden dar, so auch in der PEP. Bei der Entwicklung stärkender Kraftsätze kommt uns PEP-Anwender·innen eine wichtige Funktion zu. Wir haben die Aufgabe, viele Ideen zu produzieren, letztendlich auch, um die Vorstellungsgrenzen unserer Klient·innen zu erweitern. Reframing, Ressourcenorientierung sowie Leichtigkeit, Humor und ein gewisses Maß an Mut und sprachlicher Versiertheit spielen hierbei eine große Rolle. • Manchmal können hartnäckige Glaubenssätze und Kernüberzeugungen durch eine Überraschungs- oder Übertreibungsintervention, wie dem Humorkativ (vgl. Zimmermann 2021), in der Tiefe gelöst werden, und die »alteingesessene« Kernüberzeugung kann damit über Bord geworfen werden. Natürlich ist es wichtig, immer hinzuspüren, welche Intervention in der jeweiligen Situation passend ist und welche nicht. • Bei der Formulierung von Kraftsätzen können folgende Satzanfänge hilfreich sein: *»Ab jetzt ...«* *»Ich erlaube mir ...«* *»Ich gönne mir ...«* *»Es ist meine (verdammte) Pflicht und Verantwortung ...«* *»Ich tue einfach mal so, als ob ...«*

	»Jetzt beginne ich in meiner Geschwindigkeit ...« *»Ich mache der Welt das Geschenk ...«* *»Ich bin auf einem guten Weg, ...«* *»Ist das nicht geil, dass ich ...«* *»Krass, aber wahr: Ab jetzt ...«* • Falls der Prozess noch nicht abgeschlossen ist oder die Sitzung zu Ende geht, bieten sich folgende Sätze an: *»Ich bin auf einem guten Weg.«* *»Ich bin zuversichtlich, dass ich dieses Thema auch noch gut gelöst bekomme.«*

13.2 Junge Zielgruppe

<table>
<tr>
<td>Junge Ziel-gruppe</td>
<td>
<ul>
<li>Kraftsätze werden immer gemeinsam mit den Klient·innen formuliert, dies gilt auch für Kinder und Jugendliche.
<blockquote>»Diese[n] als Rezept aufzuschreiben und nicht als Hausaufgabe, sondern als leckeres Lunchpaket zum Üben mit nach Hause zu geben, ist für Kinder und Jugendliche großartig« (Götz-Kühne 2022, S. 62).</blockquote></li>
<li>Stimmige Kraftsätze sollten regelmäßig wiederholt werden – je öfter, desto besser. Man kann sie laut aussprechen, auf einer Haftnotiz an den Spiegel kleben, mit dem Lippenstift irgendwo hinschreiben, auf Instagram posten (#selbstwert_einfach_stark; #selbstwertgenerator), auf ein T-Shirt drucken, …
<blockquote>»Auffällig bei meiner Arbeit mit jungen Menschen ist die intensive und anspruchsvolle Suche nach einem stimmigen Selbststärkungs- oder Kraftsatz. Einmal gefunden, entfaltet er dann eine deutlich spürbare Wirkung. Diese kann noch verstärkt werden, indem eine unterstützende Körperhaltung oder Pose eingenommen, eine passende Geste oder inspirierende Klänge kreiert werden« (Scholz 2022, S. 110).</blockquote></li>
<li>Im Kontext Schule können Kraftsätze in der Schulklasse auch untereinander, also für die anderen, formuliert werden:
<blockquote>»… das gemeinsame, möglichst humorvolle Finden von Kraftsätzen stärkt die Kinder und die Erwachsenen, vermittelt Interesse und Fürsorge und sorgt für gemeinsame Zeit. Für einen anderen Menschen eine geeignete Affirmation zu finden, spiegelt innere Gedanken wider und wirkt wohltuend wie ein Kompliment« (Fischer u. Henning 2022, S. 198).</blockquote></li>
<li>Selbstgesprochene Kraftsätze können auf dem Smartphone als Klingelton verwendet oder als Sprachmessage sich selbst geschickt werden. Auch Songs, die Klient·innen mit dem Kraftsatz verbinden, können als Klingelton eingestellt werden. Bei Anrufen oder Nachrichten wird dann der Kraftsatz in Erinnerung gerufen. Oder man kann den Kraftsatz als Passwort für digitale Medien oder Programme nutzen, z. B: »Ich_glaube_an_mich_100%«.</li>
<li>Wir können die Kinder und Jugendlichen anregen, ihre Sätze digital (z. B. mithilfe einer Grafikdesign-Plattform) oder auf Papier zu gestalten. Aus den Bildern kann dann ein kleiner Film generiert werden, der immer wieder angesehen werden kann (vgl. Lorenz 2022b, S. 117).</li>
<li>Zahlreiche Anregungen für stärkende Sätze bei unterschiedlichen Altersgruppen findest du in folgenden Publikationen:
<ul>
<li>Selbstwert. Einfach. Stark: Der Selbstwert-Generator für junge Menschen (Bohne u. Ebersberger 2020a)</li>
<li>Der Selbstwert-Generator. Im Handumdrehen zu einem starken Selbstwert (Bohne u. Ebersberger 2024)</li>
<li>Bärenstarke Gedanken für Kinder (Baisch-Zimmer 2019).</li>
</ul></li>
</ul>
</td>
</tr>
</table>

13.3 Reflexionsfragen und Notizen

- Wie gelingt es mir, viele gute Kraftsätze zu produzieren? Wie sicher fühle ich mich bei der Entwicklung von Kraftsätzen?

  ....

  ....

  ....

- Wie/woran erkenne ich, dass ein Kraftsatz stark und stimmig ist?

  ....

  ....

  ....

- Gibt es Kraftsätze, die meist funktionieren bzw. nahezu immer passend sind?

  ....

  ....

  ....

- Was sind klassische Kraftsätze zur Transformation der Big Five?

  ....

  ....

  ....

  ....

- Welche Möglichkeiten habe ich, einen stimmigen Kraftsatz für meine Klient·innen aufzubereiten, aufzuschreiben und mitzugeben? Wie mache ich das in meiner Präsenzpraxis, wie mache ich das in einer virtuellen Sitzung?

  ....

  ....

  ....

- Auf welche Art und Weise können die Kraftsätze aktiviert werden?

....

....

....

- Wie motiviere ich meine Klient·innen, dranzubleiben und ihre Kraftsätze regelmäßig zu wiederholen?

....

....

....

- Woran könnte es liegen, dass Klient·innen das Rezept mit den Kraftsätzen nicht nutzen?

....

....

....

- Wie können passende Kraftsätze für Kinder lauten?

....

....

....

....

....

- Wie kann ein »Lunchpaket« für Kinder und Jugendliche aussehen?

....

....

....

....

14 Aktivierung der vier Powerpunkte und Zielbildimagination

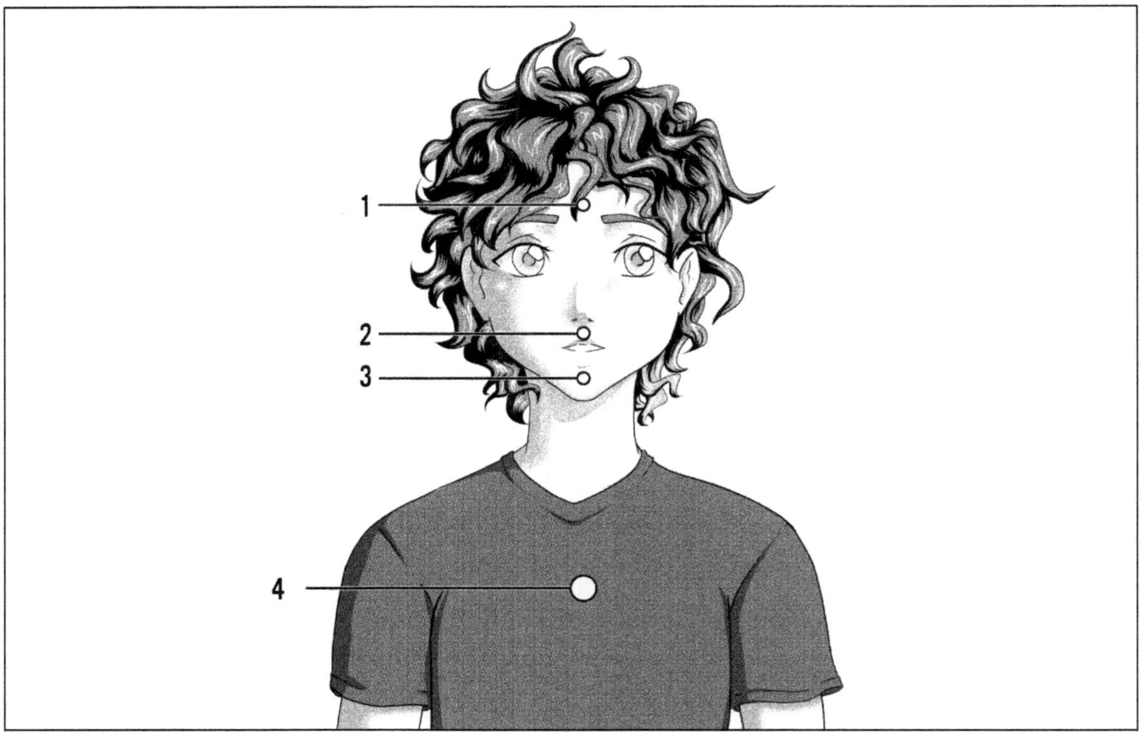

Abb. 15: Aktivierung der vier Powerpunkte

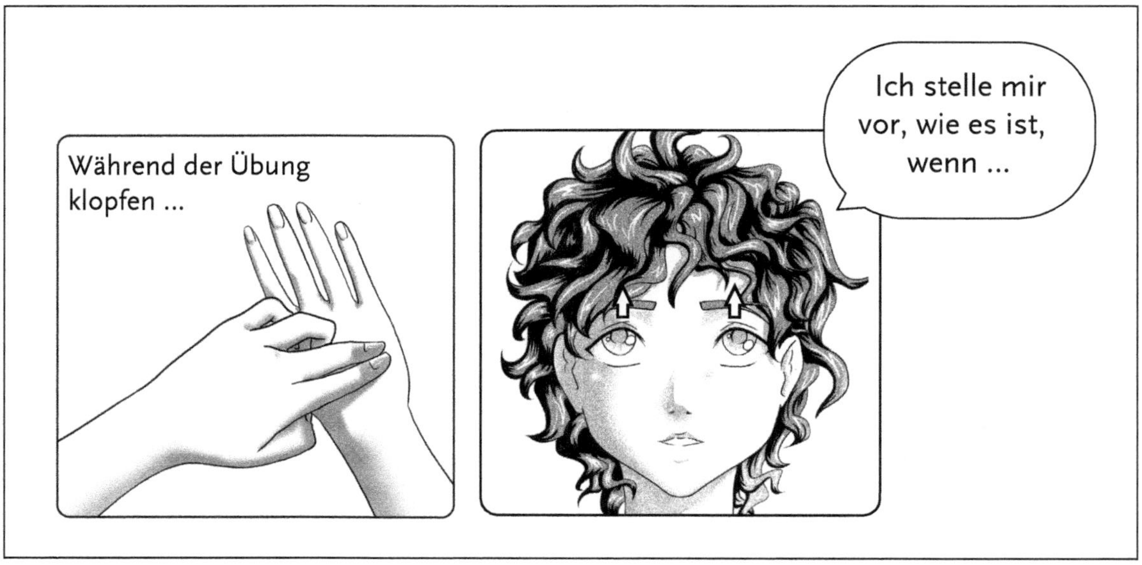
Während der Übung klopfen ...
Ich stelle mir vor, wie es ist, wenn ...

Abb. 16: Zielbildimagination

14.1 Wann? Wozu? Wie? Gut zu wissen

Wann? Wozu?	• Die Aktivierungsübung (Abb. 15) hilft, stärkende Kraftsätze (Kap. 13) zu verankern. • Vor oder nach der Aktivierung des Kraftsatzes kann noch ein positives Zielbild (Abb. 16) imaginiert werden.
Wie?	• Zur Aktivierung der vier Powerpunkte werden folgende Körperpunkte beklopft: zwischen den Augenbrauen, unterhalb der Nase, unterhalb der Unterlippe und auf der Brustbeinmitte (Abb. 15). Dabei sollte der selbstwertstärkende Kraftsatz laut ausgesprochen werden → *AB-19 Aktivierung der vier Powerpunkte.* • Während der Zielbildimagination können sich die Klient·innen vorstellen, wie sie in Zukunft mit dem zuvor behandelten Thema umgehen möchten → *AB-20 Zielbildimagination.* *So geht's:* Mit den Augen etwa 45 Grad nach oben schauen und zugleich (für 30 Sekunden bis 2 Minuten lang) den Integrationspunkt auf dem Handrücken beklopfen (Abb. 16). Währenddessen kannst du deine Klient·innen einladen, folgender Übung zu folgen: »*Seien Sie doch mal neugierig, auf welche Weise Sie sich vor Ihrem inneren Auge sehen können, wie Sie das in Zukunft gut machen bzw. wie Sie in Zukunft mit der Herausforderung gut umgehen werden.*« Oft entstehen bei der Zielbildimagination innere Bilder, die man auch für das Formulieren von Kraftsätzen nutzen kann.
Gut zu wissen	• Die Aktivierung der Powerpunkte und die Zielbildimagination regen die Zusammenarbeit unterschiedlicher Gehirnareale an. • Die Zielbildimagination wird zu den Vorstellungsverfahren gezählt. Von diesen wird angenommen, dass imaginierte Ereignisse in ähnlichem Maße wie reale Ereignisse das menschliche Erleben beeinflussen und steuern und auch emotionale Erregung reduzieren können (Kirn, Echelmeyer u. Engberding 2015). Nach Meichenbaum (1999) beruhen die spezifischen Wirkweisen von Vorstellungsverfahren im Therapieprozess im Wesentlichen auf drei Mechanismen: 1. Kontrolle erleben, 2. innere Dialoge verändern und neue Sichtweisen aufbauen sowie 3. neue Verhaltens- und Erlebensweisen mental einüben. Diese Wirkhypothesen machen wir uns bei der Zielbildimagination zunutze: »*Ich stelle mir vor, wie es ist, wenn …*« • Während des Imaginierens das Klopfen des Integrationspunkts auf dem Handrücken nicht vergessen!

14.2 Junge Zielgruppe

Junge Zielgruppe	• Diese beiden Übungen sind auch ein bisschen Pippi-Langstrumpf-Übungen, nach dem Motto: »Ich mach mir die Welt, widewide wie sie mir gefällt.« • Imaginationsübungen sind in der Kinder- und Jugendlichenpsychotherapie weit verbreitet. Die Zielbildimagination unterstützt Kinder und Jugendliche vor allem darin, ihre Imaginationskräfte zu aktivieren, zu üben und zu verfestigen. Dadurch können unterschiedliche Therapieziele – von der Selbstwertstärkung hin zur Ressourcenaktivierung und Bewältigung schwieriger Situationen oder Verhaltensweisen – umgesetzt werden. • Zu den vier Powerpunkten findest du im Arbeitsmaterial ein Arbeitsblatt für Kita- und Grundschulkinder → *AB-26 PEP in Kita und Grundschule – Die vier Powerpunkte*

14.3 Reflexionsfragen und Notizen

- Was wusste ich schon über die Aktivierung der vier Powerpunkte und die Zielbildimagination und habe es hier wiederholt?

....

....

....

....

- Welche Erfahrungen habe ich mit diesen Interventionen bereits gemacht?

....

....

....

....

- Wie kann ich die Aktivierung der vier Powerpunkte meinen Klient·innen, insbesondere auch Kindern und Jugendlichen, erklären? Wie erkläre ich die Zielbildimagination?

....

....

....

....

- Welche Fragen tauchen zu diesen beiden Übungen immer mal wieder auf?

....

....

....

....

15 PEP-Selbstwerttraining

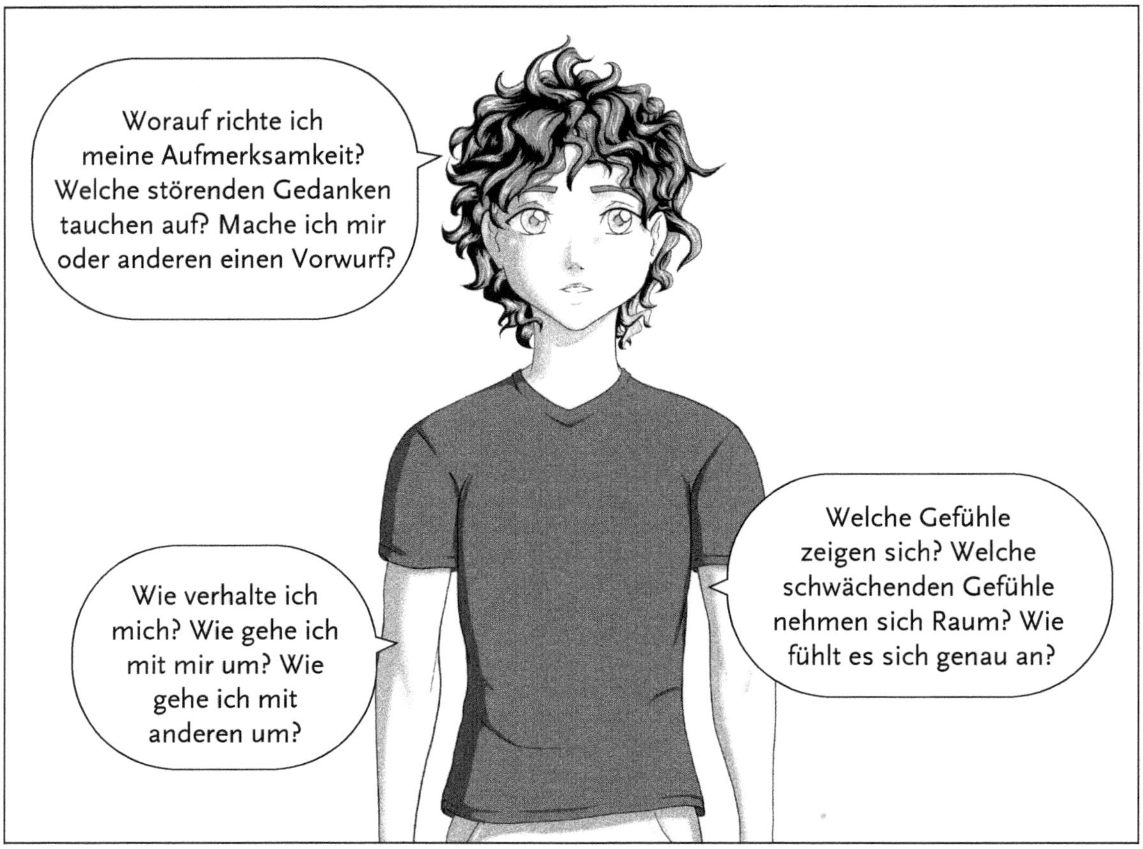

Abb. 17: Selbstwerttraining – Aufspüren von Selbstwerträubern

15.1 Wann? Wozu? Wie? Gut zu wissen

Wann? Wozu?	• Das PEP-Selbstwerttraining ist ein Instrument, das mit einem klar strukturierten Vorgehen hilft, das Selbstwertgefühl von Klient·innen zu verbessern. Es lässt sich entweder in eine laufende Behandlung einbetten oder eignet sich als gezielte Einzelintervention zum Aufbau des Selbstwertgefühls. Eine gute therapeutische Beziehung ist dabei unerlässlich. • Die Arbeit am Selbstwert ist ein zentrales Ziel in Coaching, Beratung und Psychotherapie. Zusammenhänge mit Selbstwertproblemen sind gut beforscht und für viele unterschiedliche psychische Leiden und Diagnosen belegt (Egger, Lechner u. Freidl 1997; Ehntholt, Salkovskis a. Rimes 1999; Silverstone 1991; Sörgaard et al. 2002).
Wie?	• Das PEP-Selbstwerttraining besteht aus einer Sequenz von drei aufeinander aufbauenden Interventionen, dem *Dreisprung des Selbstwerttrainings → AB-21 PEP-Selbstwerttraining – so geht's!* Und so geht's: **1) Exploration und Sammeln von selbstwertreduzierenden Strategien:** Unterschiedliche Studien belegen einen Zusammenhang zwischen dem subjektiv wahrgenommenen Selbstwert (= Selbstbewertungen) und den internen Prozessen des Denkens, Fühlens und Verhaltens, die das Selbstwertgefühl negativ beeinflussen (Campbell 1990; Campbell, Chew a. Scratchley 1991). Im PEP-Selbstwerttraining werden diese internen Prozesse einer detaillierten Problemanalyse unterzogen. Dazu fokussieren wir uns ausschließlich auf die Selbstwertreduktionsstrategien und aktivieren hierbei die »Problemnetzwerke« der Klient·innen. Wir wollen erfahren, wie die Klient·innen es schaffen, ihr Selbstwertgefühl zu reduzieren: *»Wie machen Sie das? Wie genau verschaffen Sie sich ein geringes Selbstwertgefühl?«* Auf diese Weise sammeln wir gemeinsam mit den Klient·innen ihre »Selbstwerträuber«. In der Regel lassen sich durch gezieltes Nachfragen in kurzer Zeit etwa zehn bis 15 selbstwertreduzierende Aspekte erfassen, die wir auf einem Blatt notieren. Zur Exploration der Selbstwerträuber erweisen sich Fragen als hilfreich, die auf das Denken, Fühlen und Verhalten der Klient·innen abzielen (Abb. 17; Bohne 2021, S. 84 f.). Solche Fragen lauten beispielsweise: – »In welchem Kontext merken Sie, dass Sie unter Ihren Fähigkeiten bleiben? Was denken Sie dann über sich? Worauf richten Sie Ihre Aufmerksamkeit? Welche einschränkenden Gedanken tauchen auf? Halten Sie sich grundsätzlich für wertvoll und liebenswürdig? Wie stehen Sie zum Thema Leistung und Perfektion? Machen Sie sich oder anderen Vorwürfe? Gibt es Erwartungen an andere? Idealisieren Sie andere, oder entwerten Sie sich im Vergleich mit anderen?« – »Welche Gefühle zeigen sich? Wie fühlt es sich genau an? Welche belastenden oder schwächenden Emotionen nehmen sich Raum? Wie alt fühlen Sie sich in diesem Kontext? Verletzen Sie irgendeine Zugehörigkeit zu anderen Menschen, wenn Sie Ihr Ziel erreichen oder wenn es Ihnen besser gehen wird?« – »Wie *verhalten* Sie sich dann? Springen Schutzmechanismen an, wie z. B. Vermeiden oder Mauern? Schaden Sie sich mit Ihrem Verhalten irgendwie selbst? Wie gehen Sie mit Fehlern und Misserfolgen um? Wie gehen Sie grundsätzlich mit sich um? Wie mit anderen Menschen? Was tun Sie noch?« Zur Exploration der Selbstwerträuber können auch die »Bad-Five« abgefragt werden: 1. **Altersregression** und dadurch vergessen, wie kompetent und lebenserfahren man schon ist: »Wie alt fühlen Sie sich in diesem Moment?« 2. **Gut sein wollen** und sich dadurch stressen und dann oft schlechter performen. Das Wollen verhindert oft das Können: »Wollen Sie gut sein?«

3. **Gut gefunden werden wollen** und sich damit von den anderen abhängig machen und denen die Deutungsmacht über sich geben: »Wollen Sie von anderen gut gefunden werden?«
4. **Ungünstiger Umgang mit Fehlern** bzw. eine zu geringe Fehlerfreundlichkeit und sich dadurch über Fehler ärgern; oder sich durch eine zu geringe Fehlerfreundlichkeit und zu hohen Perfektionismus **einen Selbstvorwurf machen** und somit noch dysfunktionaler reagieren: »Wie gehen Sie mit Fehlern um?«, »Machen Sie sich in diesem Kontext sogar einen Vorwurf?«
5. **Negatives Selbstkonzept** durch Selbstzweifel und negative Selbstzuschreibung: »Was halten Sie von sich? Wie finden Sie sich?«

Wichtig in diesem Prozess ist, dass die Diagnostik der Selbstwerträuber in einer Haltung von Leichtigkeit, Zuversicht und Humor erfolgt. Als Therapeut·in, Ärzt·in oder Coach solltest du bei der Sammlung der Räuber affektiv abstinent sein. Du solltest die Selbstentwertungsstrategien deiner Klient·innen demzufolge nur zusammentragen und nicht weiter vertiefen (nur verstehen, nicht einsteigen!). Ein hilfreiches Arbeitsblatt zur Exploration der Selbstwerträuber findest du im Arbeitsmaterial → *AB-22 Meine Selbstwerträuber.*

2) Externalisieren und Neutralisieren der Selbstwerträuber:

Nach dem Sammeln und Explorieren der selbstwertreduzierenden Strategien werden diese externalisiert. Halte dazu das Blatt mit den gesammelten Selbstentwertungsstrategien in die Höhe, wackel damit wie ein Blatt im Wind und sprich einen Satz wie:

- *»Das hier hat mit Ihnen persönlich im Grunde doch gar nicht so viel zu tun, das sind bei Licht betrachtet doch nur allgemeingültige Selbstentwertungsstrategien, die Sie sich eingefangen haben, an denen Sie sich quasi infiziert haben.«*
- Oder: *»Diese Selbstwerträuber haben sich im Laufe Ihres Lebens eingeschlichen, so sind Sie ja nicht geboren. Und was sich einschleicht, das kann sich auch wieder ausschleichen.«*

Externalisieren bedeutet, dass eine Person etwas, das sie erlebt und mit dem sie sich identifiziert, aktiv von ihr weg ins Außen rückt. Die hier beschriebene Externalisierungsübung ermöglicht den Klient·innen, ihre selbstwertreduzierenden Strategien aus einem anderen Blickwinkel zu betrachten und sich von ihnen wahrnehmbar zu distanzieren.

Anschließend entlassen wir die Selbstwerträuber, indem wir jeden einzelnen mit der Selbststärkungsübung, dem »Kurbeln«, behandeln (Kap. 4), z. B.:

»Auch wenn ich glaube, dass es wichtig ist, was andere über mich denken, und ich ihnen dadurch Deutungsmacht gebe und mich von ihrer Meinung abhängig mache, achte und schätze ich mich so, wie ich bin.«
»Auch wenn ich der tiefen Überzeugung bin, dass ich immer alles perfekt machen muss und keine Fehler machen darf, achte und schätze ich mich so, wie ich bin.«
»Auch wenn ich meine guten Vorsätze wieder nicht eingehalten habe, achte und schätze ich mich so, wie ich bin, und akzeptiere mich mit allem, was mich ausmacht.«

Das Entlassen bzw. Neutralisieren der Selbstwerträuber erzeugt eine Veränderung mit Tiefenwirkung, obwohl es sich zunächst nur auf die Oberflächenstruktur bezieht. Wir Therapeut·innen, Ärzt·innen und Coachs nehmen bei der »Kurbelübung« eine abstinente Haltung ein und achten darauf, nicht mitzuschwingen.

	3) Transformation der Selbstentwertungsstrategien durch Selbstwertspender: An die Stelle der Selbstwerträuber werden im dritten Schritt individuell passende Selbstwertspender (= Kraftsätze) implementiert → *AB-23 Meine Selbstwertspender*. Diese übernehmen dann die Aufgabe, die selbstentwertenden Strategien zu transformieren, indem sie psychodynamisch genau dort ansetzen, wo sich vorher die Selbstentwertung manifestiert hat. Hierbei nehmen wir bei der Begleitung der Klient·innen eine aktive Rolle ein: Wir formulieren Hypothesen und Selbststärkungssätze für unsere Klient·innen, geben Anregungen und erweitern ihren Blickwinkel durch Ressourcenorientierung und Reframing. Wie selbstwertstärkende Kraftsätze genau entwickelt und implementiert werden, beschreiben wir ausführlich in Kap. 13. Bitte beachte: Beim Selbstwerttraining ist es besonders wichtig, dass die Klient·innen ihre positiven Sätze mindestens zweimal täglich über 8 Wochen lang verinnerlichen.
Gut zu wissen	• Das PEP-Selbstwerttraining ist ein hochstrukturiertes Interventionstool, das am Selbstwertthema stärker arbeitet als reines Klopfen oder standardisierte Kraftsätze. Es ist das kreativste, aber auch anspruchsvollste PEP-Instrument, da wir Therapeut·innen, Ärzt·innen und Coachs gute Vorschläge für die Kraftsätze entwickeln sollen und viele dies als Leistungsdruck erleben. Klinisch gesehen ist das PEP-Selbstwerttraining vermutlich die wichtigste und am häufigsten eingesetzte Intervention. Es ist sehr gut geeignet, um auf der Ebene der Identität und der Struktur zu behandeln, da es an den tief liegenden identitätsstiftenden Kernüberzeugungen arbeitet und dies mit sehr großer Leichtigkeit. Gerade bei ausgeprägten Selbstwertproblemen kann es faszinierende Verwandlungen erzielen. • Die Transformation der sog. Selbstwerträuber ist immer zielgerichtet und kontextbezogen. Voraussetzungen im Prozess sind eine präzise Problemanalyse, eine affektabstinente Haltung mit Leichtigkeit, Zuversicht und Humor sowie kreatives Reframing und die Entwicklung individuell stimmiger Kraftsätze. Dabei gehen wir immer davon aus, dass das Selbstwertgefühl keine feste Größe unserer Identität darstellt, sondern dynamisch, veränderbar und gestaltbar ist. • Bei keinem anderen PEP-Tool wird man als Behandler·in so unmittelbar auf seine eigene Selbstwertverfassung und seine tief liegenden Überzeugungen aufmerksam gemacht wie beim Selbstwerttraining. Somit ist dieses geeignet, das Selbstwertgefühl von uns PEP-Anwender·innen kontinuierlich upzudaten.

15.2 Junge Zielgruppe

Junge Zielgruppe	• Es ist eines der grundlegenden Bedürfnisse des Menschen, bereits in der Kindheit und Jugend positive Erfahrungen zu machen, die den Aufbau eines stabilen Selbstwertgefühls unterstützen. Leider erleben viele Kinder und Jugendliche genau das Gegenteil: Abwertende Kommentare durch Bezugspersonen, mangelnde Wertschätzung und ein hoher Erwartungsdruck von außen verfestigen ihr Gefühl, nicht in Ordnung oder nicht gut genug zu sein. Auf diese Weise beginnen sie schon früh, Einstellungen, Werte und Lebensweisheiten zu übernehmen, die beeinflussen, wie sie sich und die Welt wahrnehmen. Die daraus entstehenden Denk- und Verhaltensmuster wirken sich oftmals hinderlich auf die Entwicklung eines starken Selbstwertgefühls aus. Dabei funktioniert das Selbstwertgefühl wie eine Art »psychisches Immunsystem des Bewusstseins«: Je stabiler es ist, desto weniger anfällig ist man für Angriffe von außen. Ein starkes, gefestigtes Selbstwertgefühl unterstützt Kinder und Jugendliche in der positiven Entwicklung ihrer Identität (»Ich weiß, wer ich bin«) und in ihrer Selbstannahme (»Ich bin gut so, wie ich bin«). Die Entwicklung eines gesunden, tragfähigen Selbstwertgefühls und dessen Stärkung gehören damit zu den wichtigsten Anliegen und Zielen der Arbeit mit Kindern und Jugendlichen (Bohne u. Ebersberger 2020b). • In der Fachliteratur der Kinder- und Jugendpsychiatrie finden sich bei nahezu allen psychischen und psychiatrischen Erkrankungen im Kindes- und Jugendalter Hinweise auf ein beeinträchtigtes Selbstwertgefühl (Döpfner, Hautzinger u. Linden 2020; Fegert, Eggers u. Resch 2012; Fegert u. Kölch 2013; Höwler 2016). • Die Erfüllung der drei *Kernbedürfnisse Sicherheit/Orientierung, Beziehung und Autonomie* (von Witzleben 2019; Ryan a. Deci 2017) ist zentral für den Aufbau eines stabilen Selbstwertgefühls im Kindes- und Jugendalter und damit auch für die emotionale und kognitive Entwicklung. Dabei ist das Selbstwerterleben immer alters- und entwicklungsabhängig. Bereits ab dem 2. Lebensjahr tauchen erste Selbstwertgefühle auf (Sodian u. Ziegelhain, 2012, S. 52). Bei Vor- und Grundschulkindern wird das Selbstwerterleben durch den Einfluss von Eltern und weiteren Bezugspersonen geprägt, bei den 7- bis 11-Jährigen basiert es in erster Linie auf schulischen und sportlichen Leistungen, während es bei den 12- bis 18-Jährigen stark durch Gleichaltrige, die sog. Peergroups, bestimmt ist (Schneider, Pflug u. Seehagen, 2012, S. 549). Wollen wir Kinder und Jugendliche also über alle Entwicklungsphasen hinweg darin unterstützen, ein stabiles, tragfähiges Selbstwertgefühl aufzubauen, dann ... – ... fördern wir ihre *Sicherheit und Orientierung* dadurch, dass sie sich als selbstwirksam erleben und ihr Tun als kompetent und relevant wahrnehmen (Menges 2019) – ... stärken wir ihre Selbst*beziehung* dadurch, dass sie im Sinne von Selbstakzeptanz und Selbstachtung lernen, sich selbst gegenüber eine positive Haltung einzunehmen (Chmielewski u. Hanning 2021; Loose, Graaf u. Zarbock 2013) – ... ermutigen wir sie im Sinne von *Autonomie*, auf sich selbst zu hören und zu sich zu stehen (Waibel 2017). • Wie erklären wir den Kindern und Jugendlichen, was es mit dem Selbstwert und dem Selbstwertgefühl auf sich hat? Älteren Kindern und Jugendlichen können wir das Thema Selbstwert mit folgender Argumentation näherbringen: »Wie wir über uns denken, wie wir uns selbst einschätzen, wirkt sich auf alle Bereiche unseres Lebens aus. Mit einem starken Selbstwertgefühl werden wir zuversichtlich auf Menschen und Situationen zugehen. Wir werden in der Lage

> sein, uns selbst zu erkennen, unsere Stärken erfolgreich einzusetzen und unsere Schwächen anzunehmen. Es wird uns leichter fallen, Freundschaften oder eine Partnerschaft zu schließen, Schule oder Studium zu meistern und uns für Ziele zu motivieren, die uns begeistern. Mit einem positiven Selbstbild gelingt es uns besser, Herausforderungen und Schwierigkeiten zu bewältigen oder aus Rückschlägen zu lernen. Nicht zuletzt steigert ein robustes und gesundes Selbstwertgefühl unser Wohlbefinden und unsere Attraktivität« (Bohne u. Ebersberger 2020a, S. 2).

- Bei älteren Jugendlichen und jungen Erwachsenen bietet sich das PEP-Selbstwerttraining an, um die Identitätssuche und das Finden des eigenen Wegs begleitend zu unterstützen (vgl. Scholz 2022, S. 110). Hier stößt man häufig auf Glaubenssätze und Haltungen wie »*Ich bin irgendwie falsch*«, »*Alle um mich herum denken schlecht über mich*«, »*Es gibt immer jemanden, der es besser kann als ich*«, »*Ich mache nichts richtig*«, als deren Quelle sich bisweilen die Eltern oder andere wichtige Bezugspersonen herausstellen (ebd., S. 113).
- Mit kleineren Kindern können wir gemeinsam auf Entdeckungsreise gehen und herausfinden, was zu ihrer Identität gehört. Dabei können Fragen hilfreich sein wie »*Was kann ich gut? Worauf bin ich stolz? Mag ich mich so, wie ich bin? Was ist mir wichtig? Was möchte ich schaffen? Was tut mir gut?*« Die Fragen an die Kinder sollten wir möglichst einfach formulieren und die stärkenden Gefühlsmomente der Kinder durch Spiel und kreatives Tun direkt erfahrbar machen.

  > »Für *Erwachsene und ältere Jugendliche* ist es (dann) therapeutisch richtig und wichtig, sich an kompetenzstarke und positive Momente in der Vorstellung zu erinnern und diese mit PEP zu verankern. Dabei verändert sich die Einschätzung des eigenen Selbstwerts. Bei *Kindern* hingegen ist das bloße kognitive Erinnern oder Zuschreiben von Stärke und Handlungsfähigkeit nur bedingt hilfreich – je jünger die Kinder sind, umso weniger. Kinder sollten diese positiven Gefühlsmomente unmittelbar erleben, das heißt, in der Therapie müssen Momente von Stärke, Selbstwirksamkeit und positiver Selbstbeziehung erlebbar gemacht werden« (Maderböck 2022, S. 70).

- Eine anschauliche und konkrete Darstellung des PEP-Selbstwerttrainings bei Kindern und Jugendlichen findet sich bei Lorenz (2022b, S. 118):

  > »Gemeinsam sammeln wir die belastenden Selbstwerträuber, in dem ich sie auf ein Blatt aufschreibe. Nicht alle trauen sich gleich, mehrere Selbstwerträuber zu benennen. Daher ist es oft hilfreich, zunächst mit einem ›Räuber‹ anzufangen. Danach stelle ich der Klient·in die Frage, ob sie meint, dass sie mit diesem Glaubenssatz zur Welt gekommen ist. Interessanterweise verneinen dies alle sehr heftig. Das Winken mit dem Papier zur Externalisierung des Satzes und der Feststellung, dass, was in einen ›reingekommen‹ ist auch wieder ›rauskommen‹ kann/darf/soll, ist für viele dann sehr motivierend. Mit detektivischem Spürsinn und noch mehr Freude machen wir uns dann auf die Suche nach weiteren individuellen und kraftvollen Selbstwertspendern.«

- Ein Selbstwerttraining für Kinder und Jugendliche mit zahlreichen PEP-Elementen ist der von Ulla Engelhardt entwickelte spielerische Therapieprozess »Hypno trifft PEP: Leicht gem...8 mit der Kraft der 8 & Co.« (Engelhardt 2019, 2022, https://leichtgem8.de/). In diesem Therapiespiel erleben Kinder und Jugendliche eine »Heldenreise« durch vier Länder, in denen sie Monster zähmen, finstere Gestalten entlarven und sich letzten Endes »als selbstbewusste Gestalter·innen ihres Lebens wahrnehmen können«. Dabei werden die Selbstwertwerträuber nicht explizit herausarbeitet, sondern es wird gleich spielerisch auf die Selbstwertspender eingegangen.

15.3 Reflexionsfragen und Notizen

- Wie gelingt es mir, meinen Klient·innen ihre Selbstwerträuber zu entlocken? Und wie schaffe ich es, dabei affektiv abstinent zu bleiben?

....

....

....

....

- Wie gehe ich mit dem impliziten Leistungsdruck in dieser Intervention um, in kurzer Zeit viele gute Vorschläge für die Kraftsätze zu entwickeln?

....

....

....

....

- Wie kommuniziere ich meinen Klient·innen, dass mit der Intervention auch schnelle Erfolge erzielt werden können?

....

....

....

....

- Bei dieser Intervention zeigen sich bei den Therapeut·innen und Coachs manchmal auch die eigenen Selbstwertthemen. Wie gehe ich damit um, wenn ich das bei mir feststelle?

....

....

....

....

- Wie lauten die Bad-Five-Selbstwerträuber? Was bedeuten sie und wie können sie konkret abgefragt werden?

....

....

....

....

II Arbeitsmaterial

Übersicht zu den Arbeitsblättern

AB-1: PEP-Dokubogen

Der PEP-Dokubogen dient für den Einstieg in die praktische Arbeit mit PEP und zur Dokumentation deiner Sitzungen. Dieses Arbeitsblatt ist eine hilfreiche Unterstützung, um die wesentlichen Prozessschritte der PEP stets parat zu haben.

AB-2: SUD-Bewertungsskala

Zur Stressdiagnostik, also um den Grad des subjektiv empfundenen Unbehagens bzw. der subjektiv empfundenen Belastung einzustufen, verwenden wir eine SUD-Skala (SUD = Subjective Units of Distress). Die Einschätzung des SUD-Werts erfolgt, bevor wir mit einer PEP-Intervention beginnen, und sollte zwischen einzelnen Interventionen wiederholt werden (z. B. nach jedem Klopfdurchgang oder nach der Zwischenentspannung). Damit überprüfen wir, ob sich die Belastung durch eine Intervention verändert hat oder gleich geblieben ist (Vorher-nachher-Messung). Du kannst die hier vorliegende Skala ausdrucken, zuschneiden und laminieren.

AB-3: Vorher-nachher-Belastung gestalten

Eine Variante der SUD-Bewertungsskala besteht darin, den Klient·innen anzubieten, ihre subjektiv erlebte Belastung zeichnerisch oder malerisch darzustellen. Auf dem Vorher-nachher-Arbeitsblatt ist bereits der Kopf angelegt, und die Klient·innen können sich auf Augen, Nase und Mund konzentrieren, um die eigenen Emotionen zu gestalten. Vielleicht hilft auch ein Spiegel dabei. Dieses Blatt eignet sich besonders in der Arbeit mit Kindern und Jugendlichen, aber auch Erwachsene haben ihren Spaß daran. Probier es einfach aus!

AB-4: Überkreuz- und Fingerberührübung

Die Körperübungen, die auf diesem Arbeitsblatt dargestellt sind, dienen zur Vorbereitung auf die Klopfübung und können auch jederzeit zwischendurch zur Entspannung eingesetzt werden. Beide Übungen werden im Sitzen durchgeführt. Die Augen können dabei offen bleiben oder geschlossen werden, die Atmung sollte ruhig sein. Beim Einatmen kann die Zungenspitze den Gaumen hinter den Schneidezähnen berühren, und beim Ausatmen sollte sie sich wieder vom Gaumen lösen. Dauer je Übung: 30 Sekunden bis 2 Minuten. Nutz das Arbeitsblatt als Schaubild!

AB-5: Selbststärkungsübung

Die Selbststärkungsübung (auch: »Kurbeln« oder »Kurbelübung«) hilft bei einschränkenden Kognitionen und Beziehungsmustern. Dabei wird im Uhrzeigersinn unterhalb des linken Schlüsselbeins der sogenannte »Selbststärkungspunkt« gerieben und zugleich ein selbststärkender Satz ausgesprochen. Im ersten Teil des selbststärkenden Satzes wird immer der persönliche Stress- bzw. Belastungsaspekt benannt (»Auch wenn …«). Im zweiten Teil folgt dann eine Aussage, die eine oder mehrere der drei Kernbedürfnisse (Sicherheit und Orientierung, Beziehung, Autonomie) bestärkt. Dieses Arbeitsblatt ist eine gute Unterstützung zu dieser besonders wichtigen Übung. Es zeigt, wie die Übung funktioniert und bietet zugleich die Möglichkeit, sich eigene Notizen zu machen. Das Arbeitsblatt kann deine Klient·innen darin unterstützen, die Selbststärkungsübung auch zu Hause weiter durchzuführen.

AB-6: Die 16 Klopfpunkte

Die Klopfübung ist eine Technik, die blockierende parafunktionale, meist negative Gefühle und physiologische Stressreaktionen durch das Selbstbeklopfen von 16 unterschiedlichen Körperpunkten herunterreguliert. Die Körperpunkte liegen auf der Hand, im Gesicht und am Oberkörper. Auf diesem Arbeitsblatt sind die 16 Körperpunkte grafisch dargestellt. Es gibt dir zusätzlich weitere wichtige Informationen zur Klopfübung.

AB-7: Gefühle benennen mithilfe von Bilderkarten

Vielen Menschen fällt es nicht leicht, ihre Gefühle zu benennen oder gar über sie zu sprechen. Oftmals sind Visualisierungen hilfreich, um einen guten Einstieg in das Gespräch über Emotionen zu finden. Mit den »Gefühle-Bilderkarten« hast du ein Arbeitsblatt zum Ausdrucken, Vorzeigen, Ausmalen etc. an der Hand. Dieses kann Erwachsenen ebenso wie Kindern und Jugendlichen helfen, ihre belastenden Gefühle schneller zu spüren, sie beim Namen zu nennen und einfacher für die Klopfübung zu aktivieren. Die Psychologen Izard (1989) und Ekman (1993) befassten sich in ihren Forschungsarbeiten mit emotionalen Gesichtsausdrücken. Sie beschrieben Basisemotionen, die in allen Kulturen der Welt vertreten sind und in ihrer Mimik überall nahezu identisch ausgedrückt werden. Die auf dem Arbeitsblatt dargestellten sechs Gefühle beziehen sich auf die Basisemotionen Trauer, Überraschung, Angst, Scham, Verachtung und Ärger (Zuordnung von links nach rechts und von oben nach unten). Eine weitere Grundemotion ist die Freude.

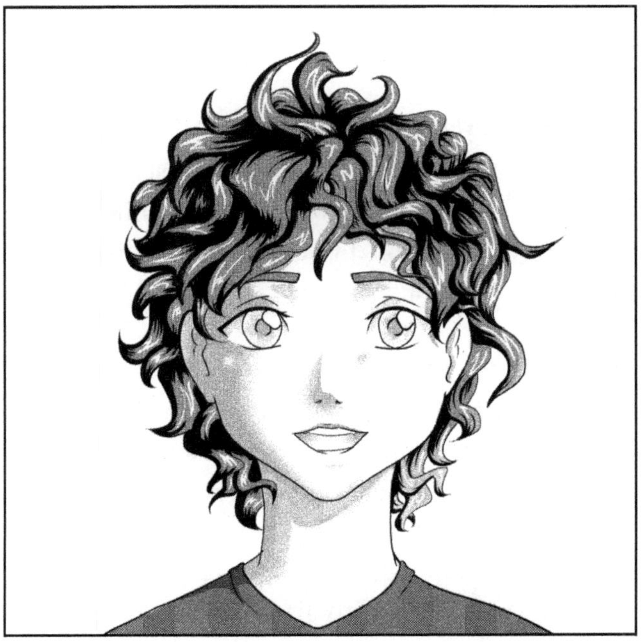

AB-8/AB-9: Zwischenentspannung/Abschlussentspannung

Zwischen- und Abschlussentspannung sind Interventionen zur Musterunterbrechung und dienen auch zur Aktivierung unterschiedlicher neuronaler Hirnareale. Ihnen werden harmonisierende und ausgleichende Wirkungen zugesprochen, da sie die Zusammenarbeit unterschiedlicher Gehirnareale fördern sollen (bilaterale Verankerung). Wie die beiden Interventionen ablaufen, wird auf den Arbeitsblättern AB-8 und AB-9 grafisch dargestellt.

AB-10: PEP-Behandlungsablauf in 8 Schritten

Dieses Arbeitsblatt führt dich der Reihe nach durch den kompletten PEP-Behandlungsablauf mit den PEP-Interventionen: Einschätzen der Belastung auf einer SUD-Skala, Überkreuz- und Fingerberührübung, Selbststärkungsübung, Klopfübung, Zwischen- und Abschlussentspannung. Du kannst dieses Arbeitsblatt zum Ausfüllen, Anleiten oder als Spickzettel (auch für die Selbstanwendung) nutzen.

AB-11: Big-Five-Lösungsblockaden

Big-Five-Lösungsblockaden sind häufig vorkommende Ursachen für psychisches Leid und emotionalen Stress. Dahinter stehen in der Regel belastende, einschränkende Beziehungsmuster, also Muster, die sich anhaltend ungünstig auswirken. Dazu zählen:

- Selbstvorwürfe
- Vorwürfe anderen gegenüber
- Erwartungshaltung
- Altersregression und
- parafunktionale Loyalitäten.

Die Big-Five-Lösungsblockaden nehmen in der PEP eine zentrale Rolle ein. Um diese auch immer präsent zu haben, haben wir sie zunächst – wie einen roten Faden – auf einem Arbeitsblatt zusammengetragen. Die nachfolgenden Arbeitsblätter (AB-12) bis (AB-17) befassen sich dann näher mit den einzelnen Big-Five-Lösungsblockaden.

AB-12: Selbstvorwurf transformieren

Selbstvorwürfe sind häufig vorkommende Konservierungsmittel für Leiden und emotionalen Stress. Ein Selbstvorwurf wird mithilfe der Verzeihübung transformiert. Dieses Arbeitsblatt zeigt dir Schritt für Schritt, wie mit PEP Selbstvorwürfe transformiert werden können.

AB-13: Vorwürfe anderen gegenüber transformieren

Vorwürfe anderen gegenüber (auch: parafunktionaler Fremdvorwurf) bezeichnet einen Vorwurf gegenüber einer anderen Person, der oftmals mit einem Mangel an emotionalem Abstand zu der anderen Person einhergeht. Ein Fremdvorwurf wird mithilfe der Übung »Verantwortung beim anderen belassen« transformiert. Es werden nur parafunktionale, also schwächende Fremdvorwürfe behandelt, bei stärkenden Fremdvorfwürfen wird die Emotion (Ärger/Wut) zur Initiierung einer

Handlung genutzt. Dieses Arbeitsblatt zeigt dir Schritt für Schritt, wie mit PEP Vorwürfe anderen gegenüber transformiert werden können.

AB-14: Erwartungen an andere transformieren

Erwartungshaltung (auch: parafunktionale Erwartungen an andere) können zur Folge haben, dass jemand in einer Erwartung an eine andere Person feststeckt. Bei Erwartungshaltungen handelt es sich um ein emotionales Sich-abhängig-Machen bezüglich eines Themas auf der Beziehungsebene. Sie werden mithilfe der Selbststärkungsübung transformiert, indem der Preis für die Erwartungen an andere formuliert und humorvoll umgedeutet wird Dieses Arbeitsblatt zeigt dir Schritt für Schritt, wie mit PEP Erwartungen an andere transformiert werden können.

AB-15/AB-16: Inneres Schrumpfen – Wie alt fühle ich mich?

Altersregression bezeichnet eine Art innerliches Schrumpfen: Eine Person fühlt sich jünger, kleiner und abhängiger, als sie in Wirklichkeit ist. Altersregressionen werden mithilfe der Selbststärkungsübung transformiert. Arbeitsblatt AB-15 illustriert, wie sich eine Altersregression anfühlen kann. Frag deine Klient·innen, wie alt sie sich in diesem Moment/Kontext fühlen, und zeig damit die mögliche Diskrepanz zu ihrem realen Alter auf. Arbeitsblatt AB-16 zeigt dir dann, wie eine Altersregression in zwei Schritten transformiert werden kann.

AB-17: Parafunktionale Loyalität transformieren und Loyalität wahren

Parafunktionale Loyalitäten sind (meist unbewusste) Beziehungsverstrickungen, die es verhindern oder erschweren, ein angestrebtes Ziel zu erreichen. Gemeinsam mit deinen Klient·innen transformierst du parafunktionale Loyalitäten mithilfe der Selbststärkungsübung und entwickelst stärkende Kraftsätze, die du deinen Klient·innen zum Üben mitgibst. Bei parafunktionalen Loyalitäten ist es oftmals hilfreich, Kraftsätze so zu formulieren, dass die Loyalität gegenüber einer wichtigen Bezugsperson gewahrt bleibt. Dieses Arbeitsblatt unterstützt dich dabei.

AB-18: Mein »Lunchpaket«

Kraftsätze werden notiert und den Klient·innen als sogenanntes »Lunchpaket« mit nach Hause gegeben. Hierzu kannst du dieses Arbeitsblatt nutzen. Damit die Sätze ihre Wirkung entfalten, sollten sie wie ein Mantra oder ein Werbeclaim verinnerlicht und aktiviert werden (mindestens zweimal täglich über mehrere Wochen). Vielleicht willst du deine Klient·innen einladen, zwei ihrer besonders stärkenden Kraftsätze selbst in die beiden Blanko-Sprechblasen zu schreiben.

AB-19: Aktivierung der vier Powerpunkte

Die Aktivierung der vier Powerpunkte bezeichnet eine Klopfübung, die hilft, stärkende Kraftsätze zu verankern. Dieses Arbeitsblatt stellt die vier Powerpunkte grafisch dar. Hier kann auf Wunsch auch ein besonders stärkender Kraftsatz notiert werden.

AB-20: Zielbildimagination

Zielbildimagination ist eine Übung, bei der man sich vorstellt, wie man in Zukunft mit einem belastenden Thema umgehen möchte (= Visualisierung eines gewünschten Zielbildes). Dieses Arbeitsblatt illustriert den Ablauf der Zielbildimagination.

AB-21: PEP-Selbstwerttraining – so geht's!

Das PEP-Selbstwerttraining ist ein hochstrukturiertes Tool zur unmittelbaren Stärkung des Selbstwertgefühls. Es lässt sich entweder in eine laufende Behandlung einbetten oder eignet sich als gezielte Einzelintervention. Das PEP-Selbstwerttraining besteht aus einer Sequenz von drei aufeinander aufbauenden Interventionen. Dieses Arbeitsblatt zeigt die einzelnen Schritte des PEP-Selbstwerttrainings.

AB-22: Meine Selbstwerträuber

Dieses Arbeitsblatt ist Teil des PEP-Selbstwerttrainings. Es dient zur Exploration und zum Niederschreiben selbstwertreduzierender Strategien.

AB-23: Meine Selbstwertspender

Dieses Arbeitsblatt ist Teil des PEP-Selbstwerttrainings. Es dient als Notizblatt für selbstwertspendende, stärkende Kraftsätze.

AB-24 bis AB-26: PEP in Kita und Grundschule

Diese drei Arbeitsblätter sind PEP-Anleitungen speziell für Kinder im Kita- und Grundschulalter. Sie beschreiben und illustrieren das Klopfen (AB-24) und »Kurbeln« (AB-25) und erklären den Trick mit den vier Powerpunkten (AB-26). Alle drei Arbeitsblätter laden direkt zum Mitmachen ein. Und wer möchte, kann die Illustrationen farbig gestalten, eigene Sätze notieren (lassen) oder einfach die Klopfpunkte bunt anmalen.

AB-27: 30 Fragen für die PEP-Peergroup

Auf diesem Arbeitsblatt findest du Reflexionsfragen, die du in deiner PEP-Peergroup diskutieren kannst. Und so geht's: Wählt eine beliebige PEP-Intervention aus und beantwortet für diese die 30 Fragen. Eure Antworten und der Lernerfolg dieser Übung werden euch überraschen.

AB-1: PEP-Dokubogen

Thema ggf. benennen . . . .

oder verdeckt arbeiten.

Zu behandelndes Thema liegt in der

- ☐ Vergangenheit
- ☐ Gegenwart
- ☐ Zukunft

Thema hat zu tun mit:

- ☐ internalen Zuständen
  - ☐ . . . .
  - ☐ . . . .
- ☐ Kontext/situativ
  - ☐ andere Menschen
  - ☐ Bühne/Sichtbarkeit
  - ☐ Arbeitsplatz
  - ☐ . . . .

Wie unangenehm ist das Thema auf der SUD/HUD-Skala?

SUD/HUD-Wert = ...

Name: . . . .

Datum: . . . .

Welche belastenden/unangenehmen Gefühle gehören zu dem Thema?

- ☐ . . . .
- ☐ . . . .
- ☐ . . . .
- ☐ . . . .
- ☐ . . . .

Welche Big-Five sind vorhanden?

- ☐ Selbstvorwürfe
- ☐ Vorwürfe anderen gegenüber
  - ☐ in der Gegenwart
  - ☐ in der Vergangenheit
  - ☐ in der Kindheit
- ☐ Erwartungshaltung an andere
- ☐ Altersregression
- ☐ parafunktionale Loyalitäten
  - ☐ gegenüber anderen, z. B. . . . .
  - ☐ auf Ego-State-Ebene . . . .

Gewünschte Selbststärkungsaffirmation:

- ☐ ... bleibe ich in Sicherheit.
- ☐ ... behalte ich den Überblick.

- ☐ ... gehe ich meinen (ganz)(eigenen) Weg.
- ☐ ... nehme ich mir den Raum, den ich möchte/brauche.
- ☐ ... bestimme ich, was gut für mich ist.

- ☐ ... achte und schätze/liebe und akzeptiere ich mich so, wie ich bin.
  (ggf. mit Verdünnung)

- ☐ etc.: . . . .

Und los geht's...

(ggf. vorher Überkreuz- u. Fingerberührübung)

Bei parafunktionalen Glaubenssätzen und Big-Five-Lösungsblockaden:
»Kurbeln« (= Selbststärkungsintervention)

Bei parafunktionalen Emotionen:

- ☐ 16 Punkte klopfen
- ☐ Zwischenentspannung
- ☐ 16 Punkte klopfen

→ Kraftsätze mitgeben (Rezept/Lunchpaket)
→ ggf. Zielbildvisualisierung machen

AB-2: SUD-Bewertungsskala

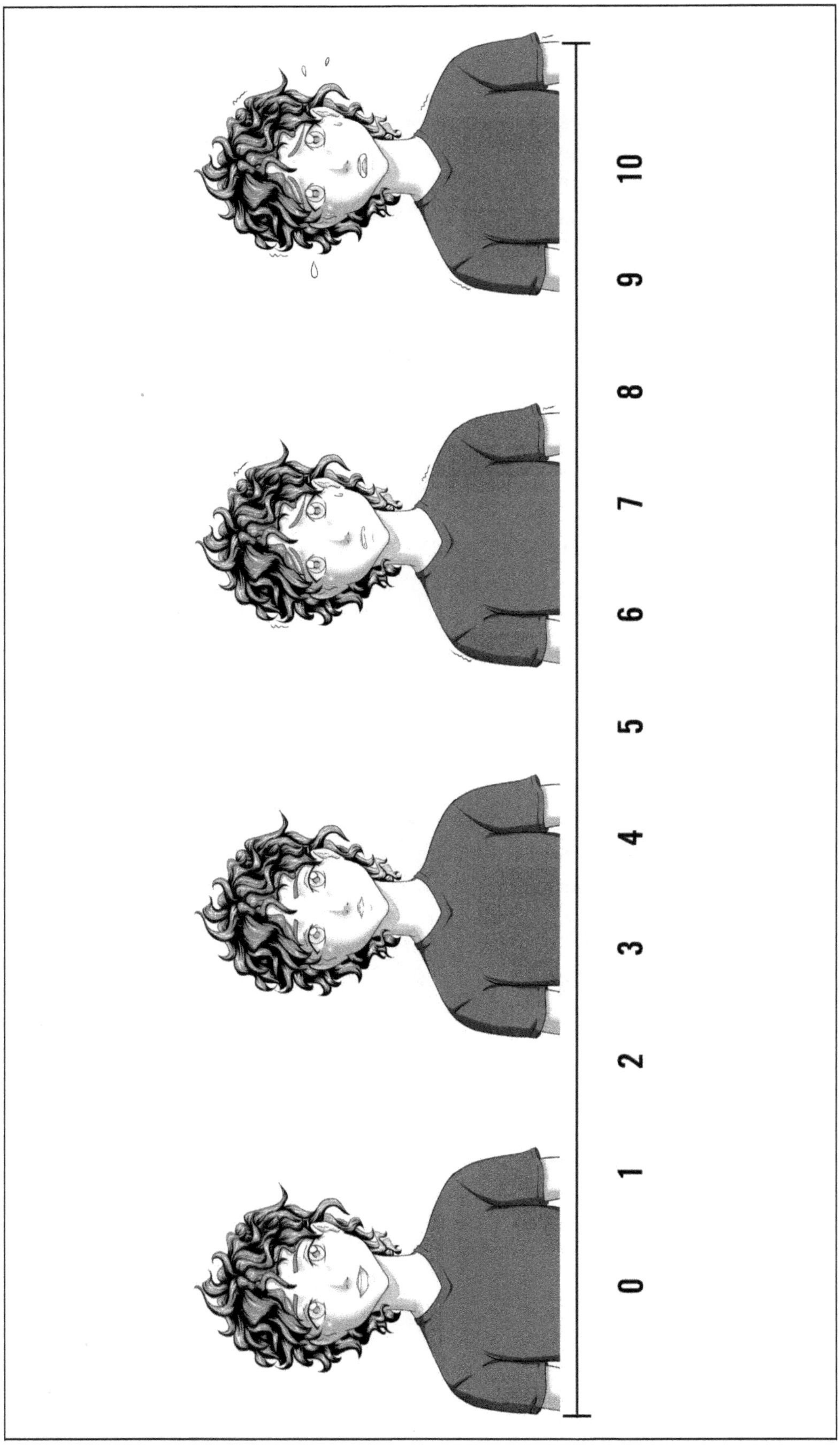

AB-3: Vorher-nachher-Belastung gestalten

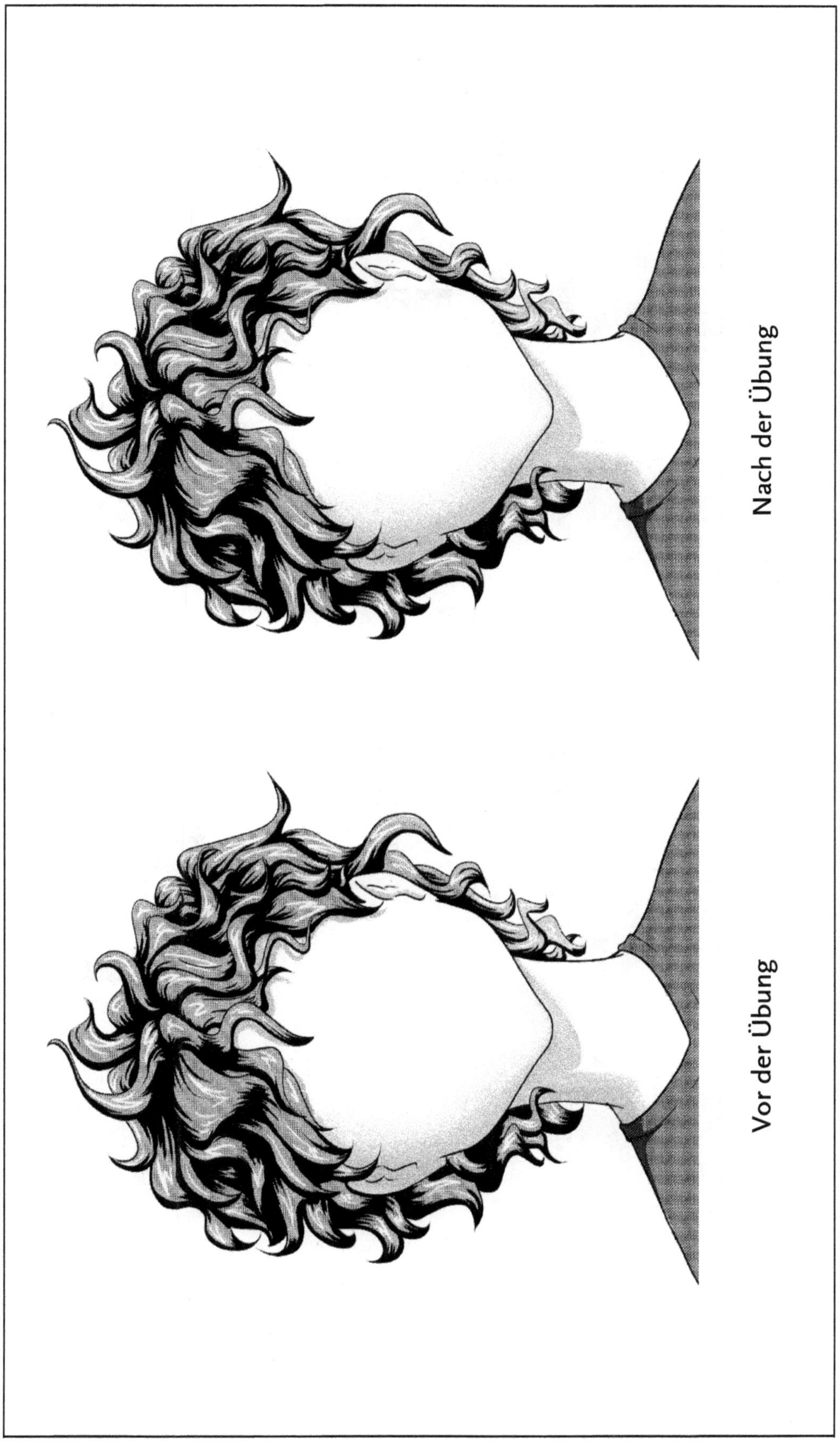

AB-4: Überkreuz- und Fingerberührübung

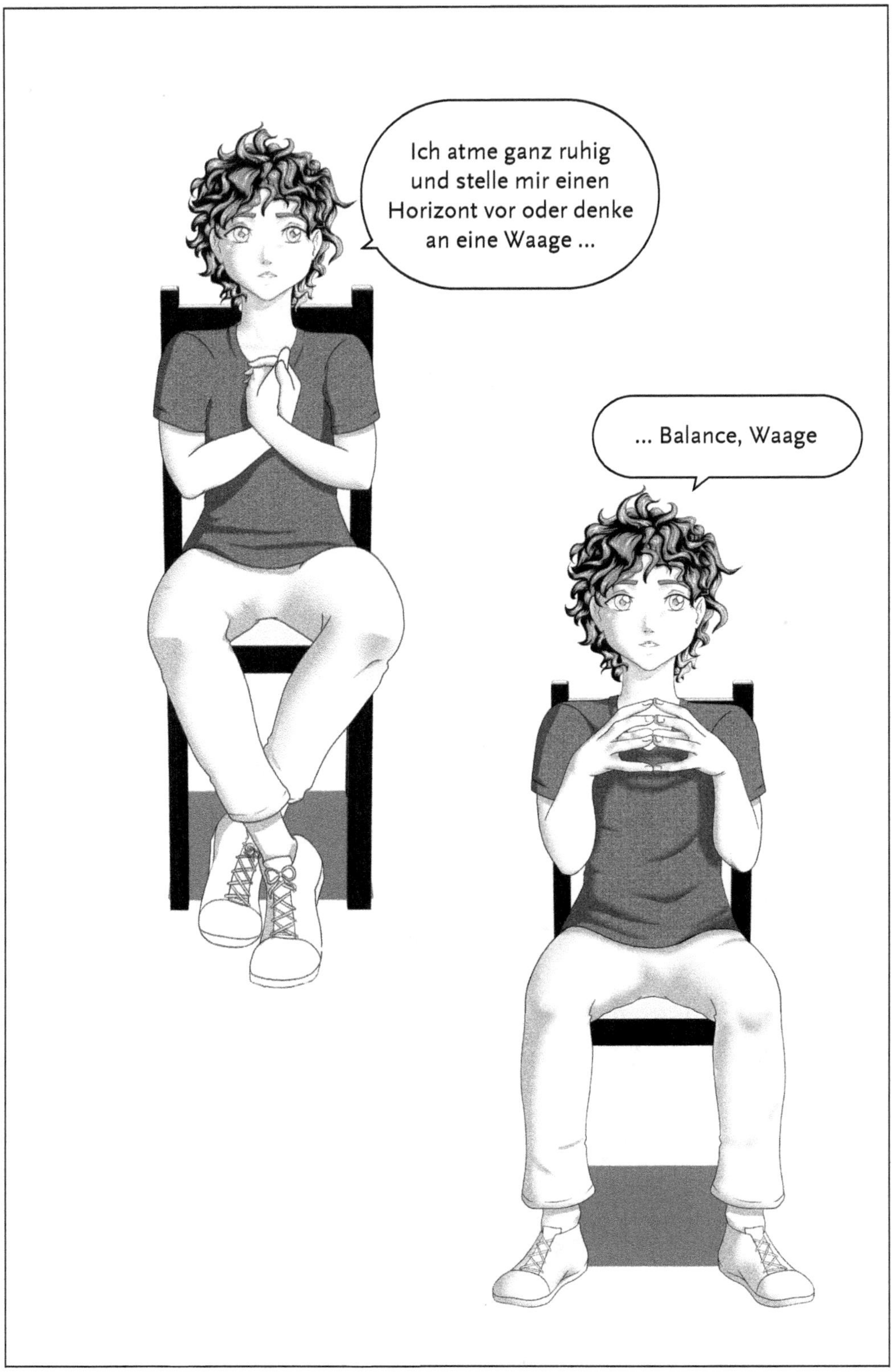
Ich atme ganz ruhig
und stelle mir einen
Horizont vor oder denke
an eine Waage ...
... Balance, Waage

AB-5: Selbststärkungsübung

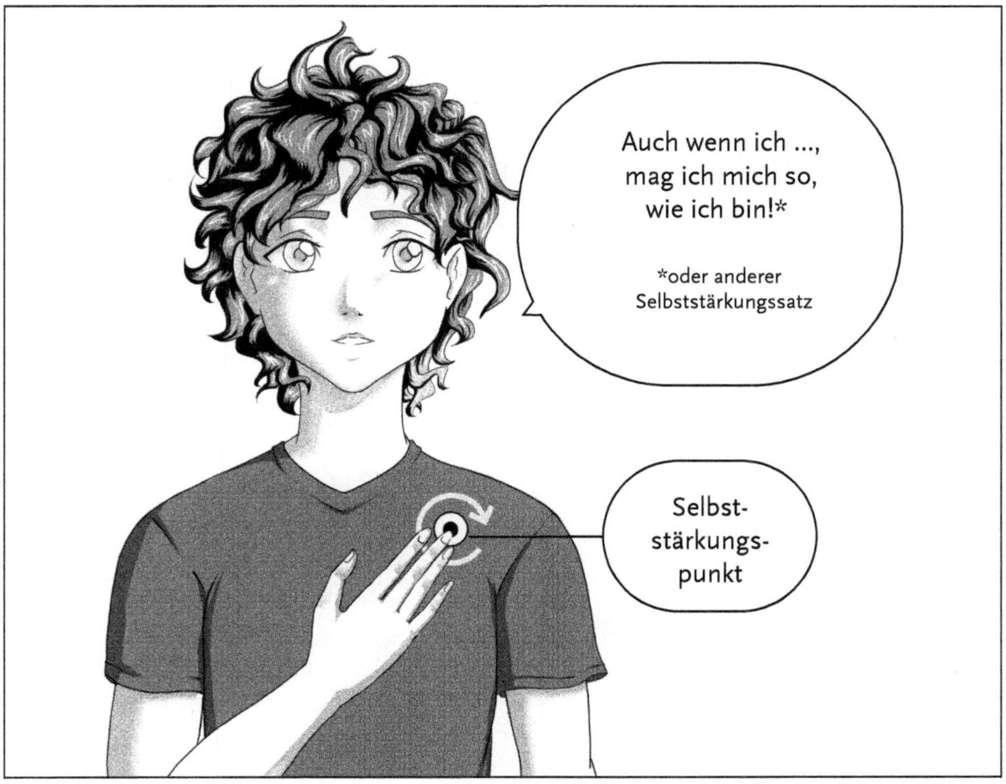
Auch wenn ich ...,
mag ich mich so,
wie ich bin!*
*oder anderer
Selbststärkungssatz
Selbst-
stärkungs-
punkt

»Auch wenn ich ....

....

Gewünschte Selbststärkungsaffirmation nennen:

Sicherheit und Orientierung

o ... bleibe ich in Sicherheit.«
o ... behalte ich den Überblick.«
o ... weiß ich, wie der Hase läuft.«
o ... .«

Beziehung

o ... mag ich mich so, wie ich bin.«
o ... achte und schätze ich mich so, wie ich bin.«
o ... nehme ich mich an, mit allem, was mich ausmacht.«
o ... .«

Autonomie

o ... gehe ich meinen (ganz) (eigenen) Weg.«
o ... nehme ich mir den Raum, den ich möchte/brauche.«
o ... bestimme ich, was gut für mich ist.«
o ... bleibe ich souverän und mache mein Ding.«
o ... bin ich mit meiner Leistung vollkommen zufrieden.«
o ... schaue ich ab jetzt auf meine Bedürfnisse.«
o ... .«

AB-6: Die 16 Klopfpunkte

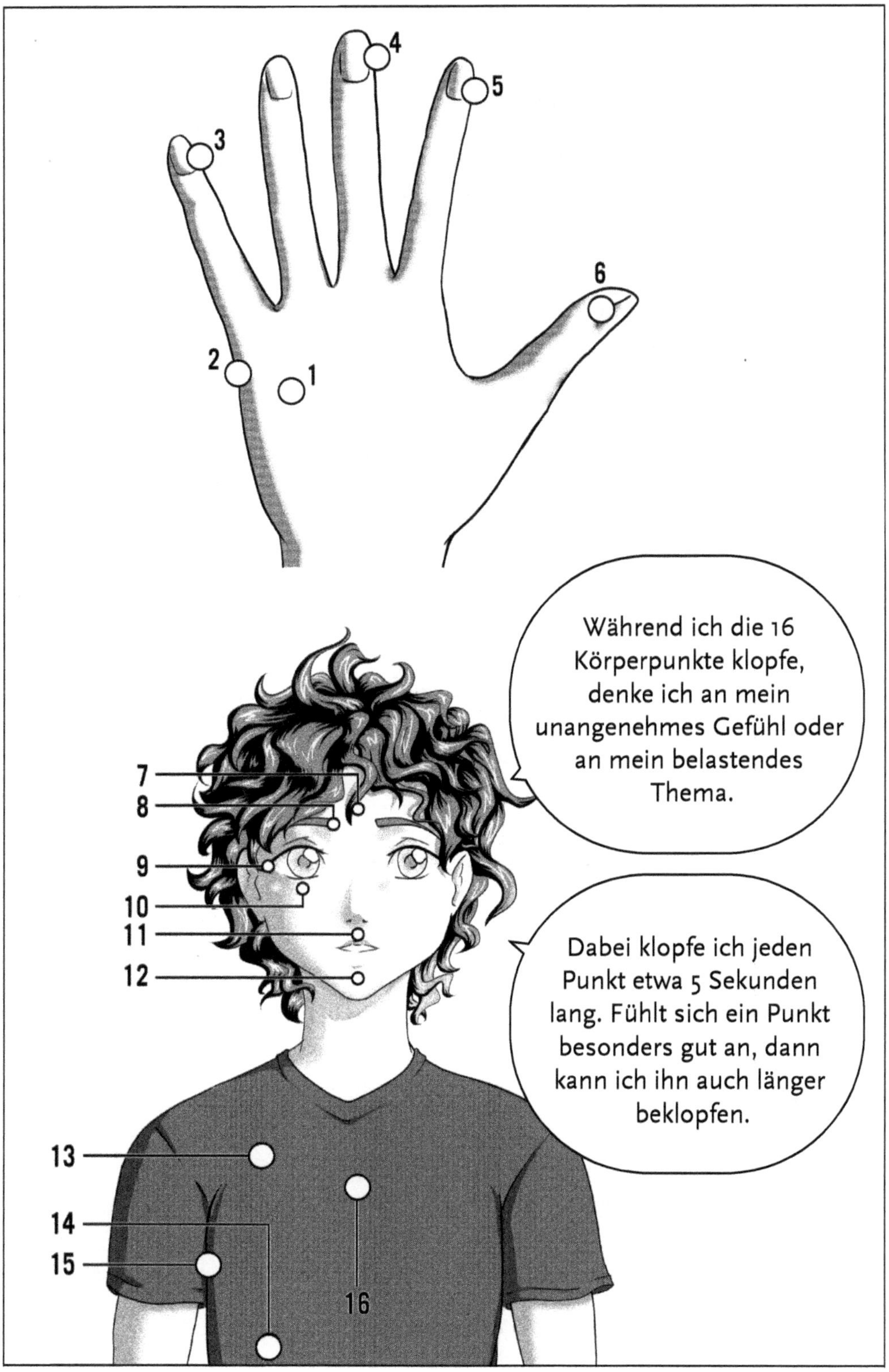

AB-7: Gefühle benennen mithilfe von Bilderkarten

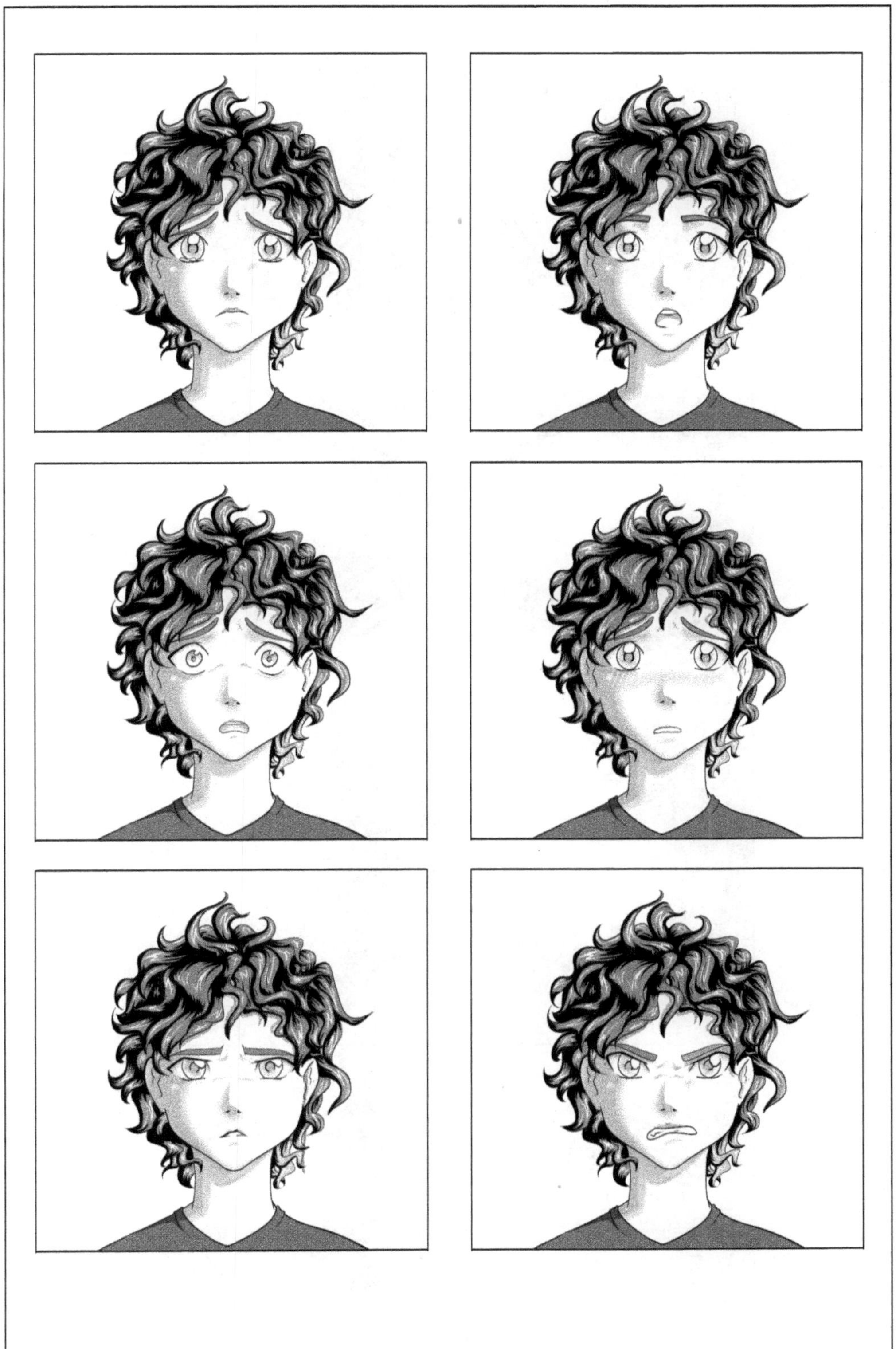

AB-8: Zwischenentspannung

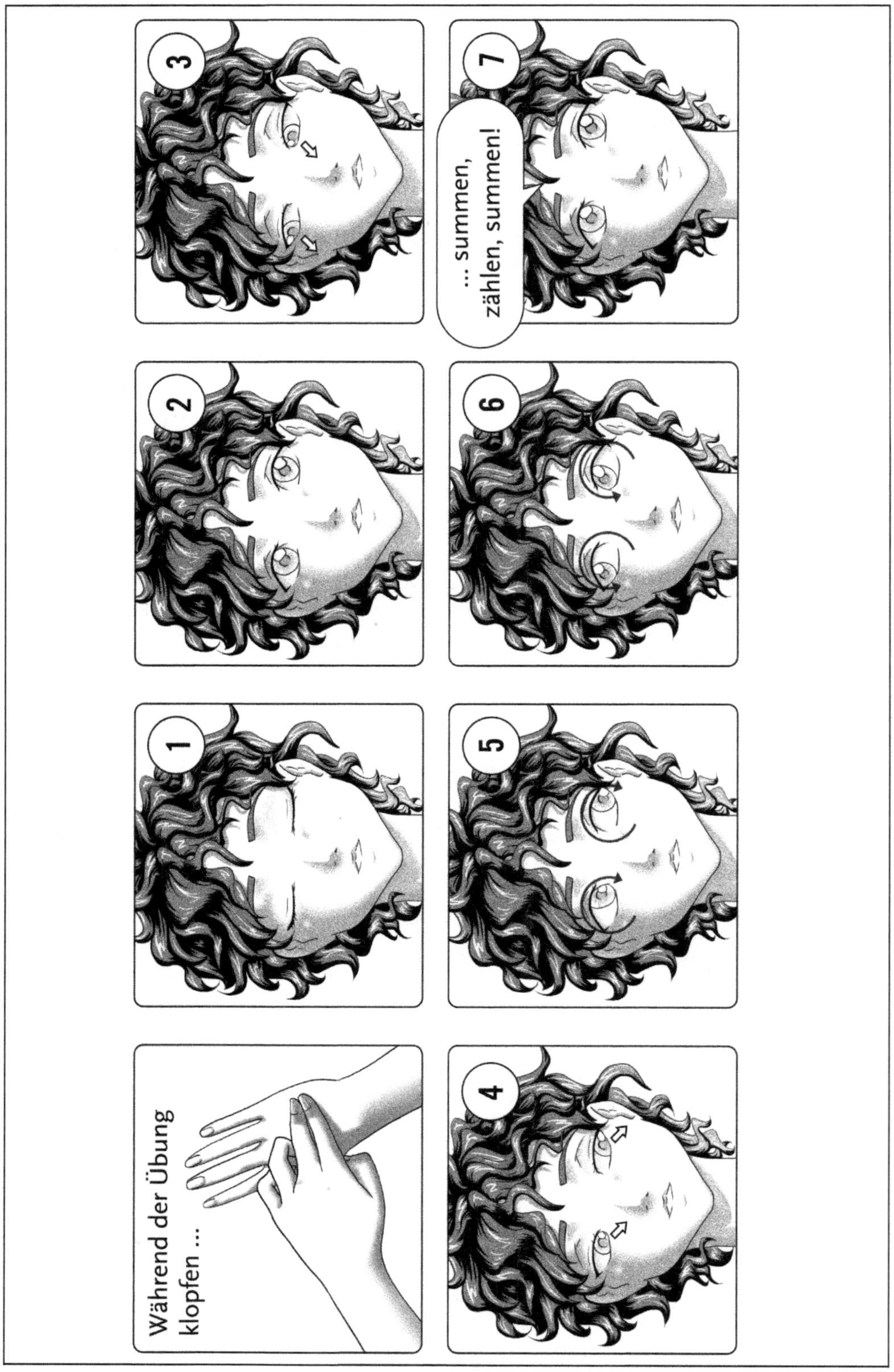

AB-9: Abschlussentspannung

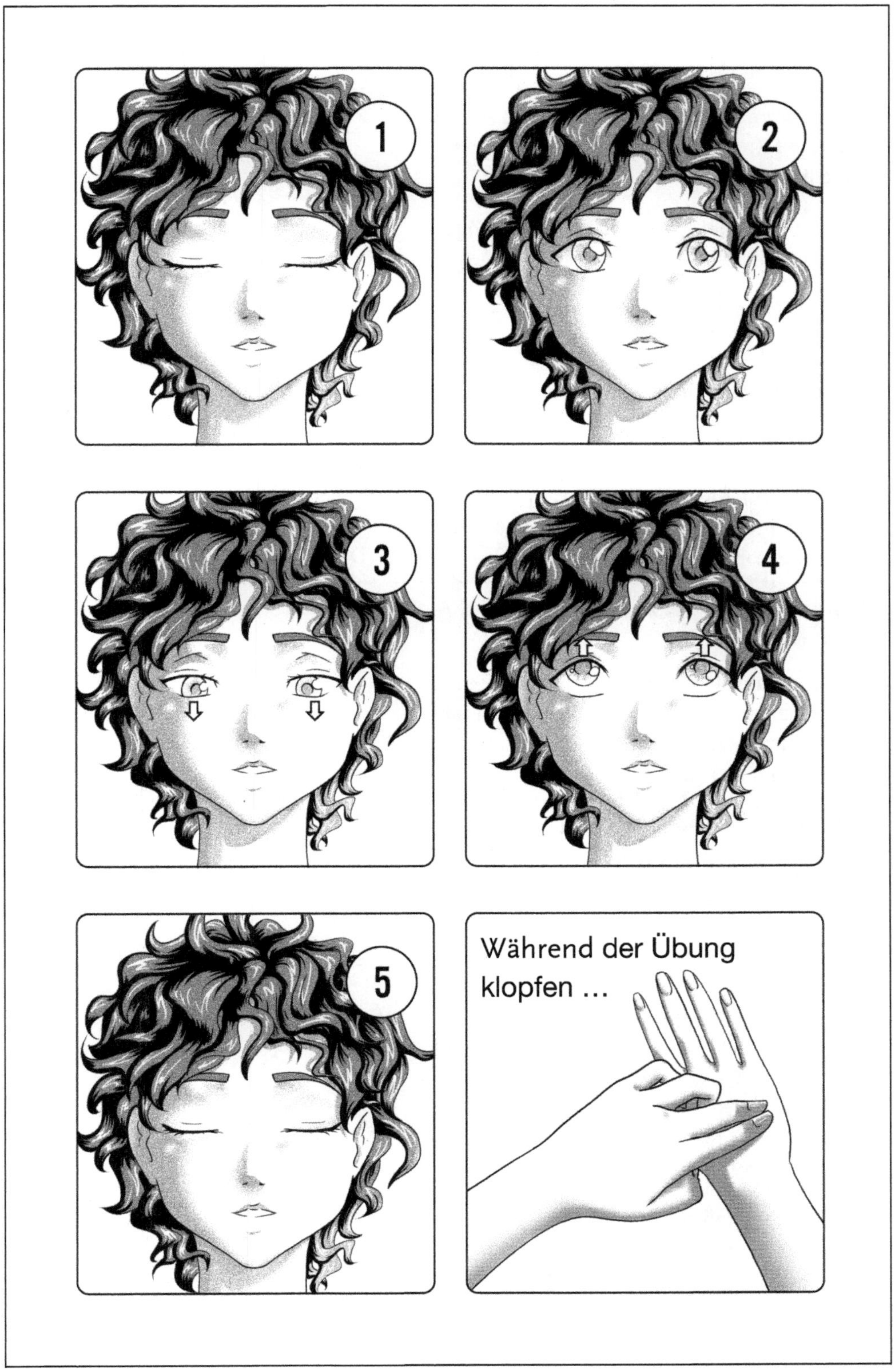

AB-10: PEP-Behandlungsablauf in 8 Schritten

[Zum Ausfüllen, Anleiten oder als Spickzettel für die Selbstanwendung]

1.	**Fokussiere dich auf das Thema bzw. das unangenehme Gefühl, das du verändern möchtest.**	....
	Um welches Gefühl handelt es sich? Angst, Scham, Hilflosigkeit, Ekel, Ärger, Wut, ...	....
	Welche Bilder, welche Körpergefühle, welche Gerüche oder Geräusche gehören dazu?	....
2.	**Schätze deinen Stress, deine Belastung ein.**	
	Wie unangenehm fühlt sich die Belastung auf einer SUD[7]-Skala zwischen 0 und 10 jetzt an? 0 bedeutet »gar kein Stress oder Unbehagen«, 10 bedeutet »maximaler Stress/maximales Unbehagen«.	SUD = ...
3.	**Führe die Überkreuz- und Fingerberühr-übung durch.**	
	Diese beiden Übungen führen dazu, dass deine beiden Hirnhälften besser miteinander kommunizieren. Sie bereiten dich also optimal auf das Klopfen vor.	
4.	**Führe die Selbststärkungsübung durch.**	□ ... mag ich mich so, wie ich bin.
	Schau zunächst, welche Selbststärkungsaffirmation dich anspricht, dir guttut und du jetzt gerade nutzen möchtest (siehe hierzu auch *AB-5*).	□ ... behalte ich den Überblick. □ ... schaue ich drauf, was mir guttut. □ ... .
	Sprich dann den Selbststärkungssatz bezüglich deines dich belastenden Themas laut aus, und reibe dabei den Selbststärkungspunkt unterhalb deines Schlüsselbeins auf deiner linken Körperseite. (Den Punkt reiben, nicht klopfen!)	»Auch wenn ich ...., ...!«
	Wie unangenehm fühlt es sich auf einer SUD-Skala zwischen 0 und 10 jetzt an? 0 bedeutet »gar kein Stress oder Unbehagen«, 10 bedeutet »maximaler Stress/maximales Unbehagen«.	SUD ....

7 SUD = Subjective Units of Distress

5.	**Klopf die 16 Körperpunkte.** Denk dabei an die unangenehmen Gefühle oder belastenden Dinge, stelle sie dir intensiv vor und klopf zeitgleich die 16 Punkte bzw. deine Lieblingspunkte. Wie unangenehm fühlt es sich auf einer SUD-Skala zwischen 0 und 10 jetzt an? 0 bedeutet »gar kein Stress oder Unbehagen«, 10 bedeutet »maximaler Stress/maximales Unbehagen«.	SUD = ...
6.	**Leg eine Zwischenentspannung ein.** Beklopf fortlaufend den Punkt auf deinem Handrücken, während du Augenbewegungen machst, summst, zählst und wieder summst. Wie unangenehm fühlt es sich auf einer SUD-Skala zwischen 0 und 10 jetzt an? 0 bedeutet »gar kein Stress oder Unbehagen«, 10 bedeutet »maximaler Stress / maximales Unbehagen«.	SUD = ...
7.	**Klopfe erneut die 16 Körperpunkte.** Denk dabei wieder an die unangenehmen Gefühle oder belastenden Dinge, stell sie dir intensiv vor und klopf zeitgleich die 16 Punkte bzw. deine Lieblingspunkte. Wie unangenehm fühlt es sich auf einer SUD-Skala zwischen 0 und 10 jetzt an? 0 bedeutet »gar kein Stress oder Unbehagen«, 10 bedeutet »maximaler Stress / maximales Unbehagen«.	SUD = ...
8.	Wenn dein Stress auf der SUD-Skala kleiner als 3 ist, folgt die **Abschlussentspannung.** Bei einem Wert auf der SUD-Skala größer als 3 klopf eine weitere Runde oder schau nach den Big-Five-Lösungsblockaden.	

AB-11: Big-Five-Lösungsblockaden

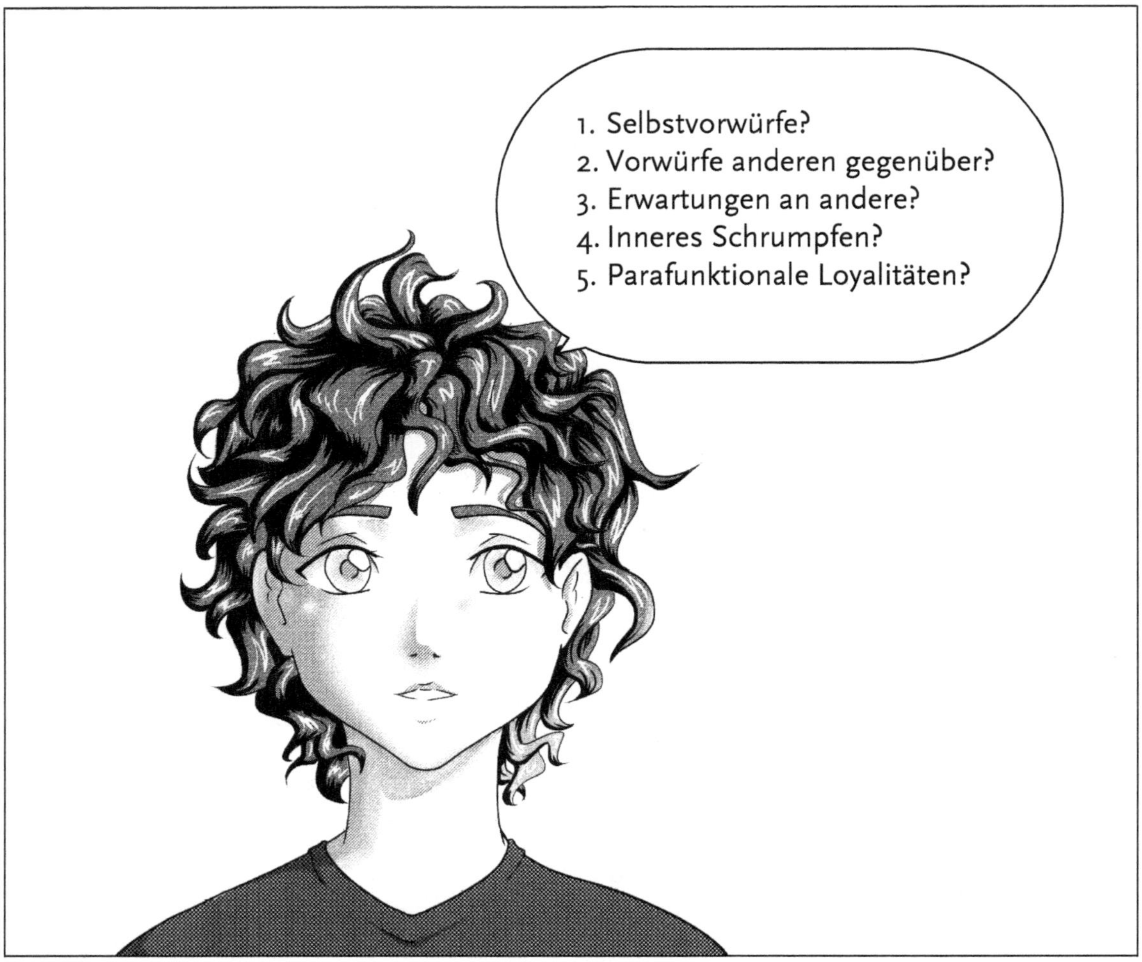
1. Selbstvorwürfe?
2. Vorwürfe anderen gegenüber?
3. Erwartungen an andere?
4. Inneres Schrumpfen?
5. Parafunktionale Loyalitäten?

AB-12: Selbstvorwurf transformieren

1. SCHRITT: Selbstakzeptanz

»Auch wenn ich mir (immer noch) vorwerfe, dass . . . . .

. . . .

. . . .

o ... mag ich mich so, wie ich bin.«*

o ... schätze und achte ich mich so, wie ich bin.«*

o ... . «

* Gegebenenfalls mit Verdünnungstechnik
Selbstvorwürfe können auch verdeckt formuliert werden:
»Auch wenn ich mir das da vorwerfe, ...«

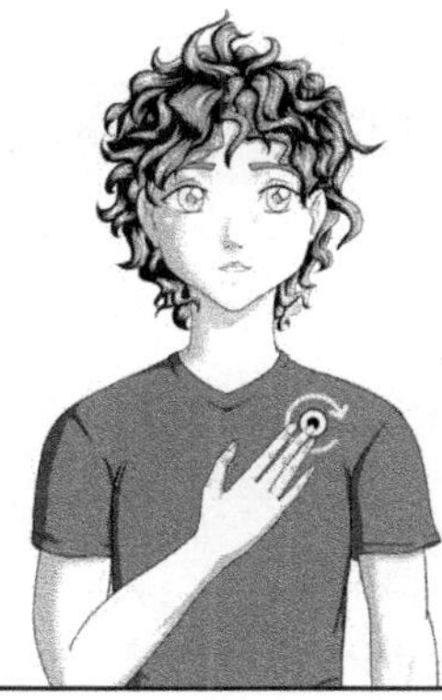

2. SCHRITT: Frage stellen

»KONNTE ich nicht anders, WOLLTE ich nicht anders, WUSSTE ich es nicht anders, oder war es eine Mischung daraus?«

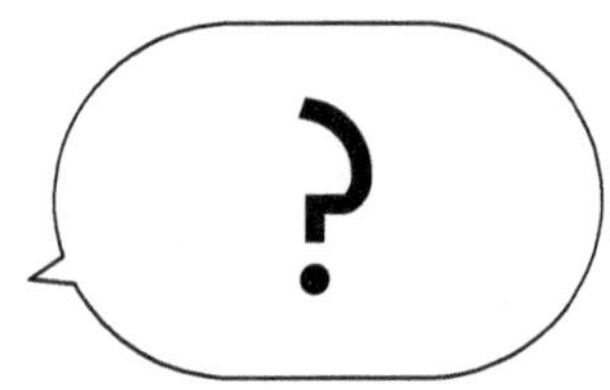

3. SCHRITT: Verzeihübung (2-mal aussprechen)

»Und jetzt **verzeihe** ich mir aus ganzem Herzen (oder: volle Pulle, volles Rohr, volle Raketenstufe, vollen Edelmann, volle Lotte, voll krass ...), weil mir klar wird, dass ich nicht anders KONNTE/WOLLTE/WUSSTE...«

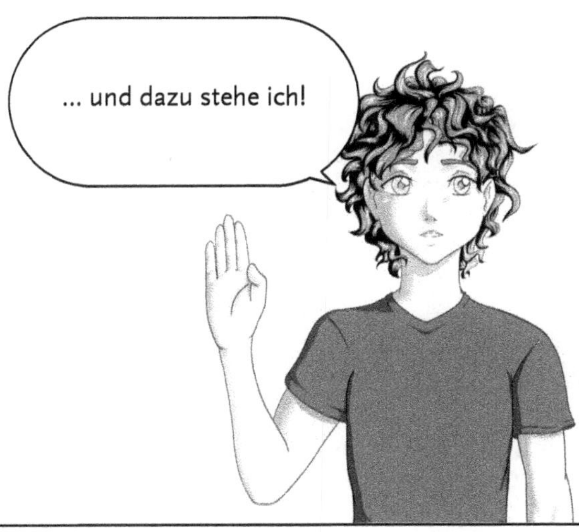

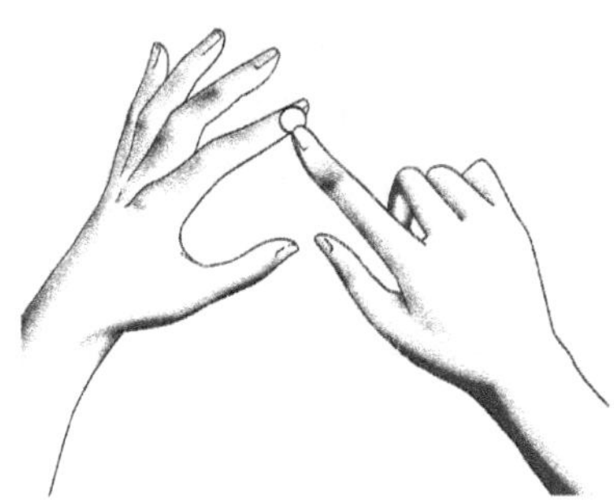

Mein Kraftsatz: »Wo ich mir sonst Vorwürfe gemacht habe, gehe ich nun wohlwollend und liebevoll mit mir um.« ODER ». . . . .

. . . .

. . . .!«

AB-13: Vorwürfe anderen gegenüber transformieren

1. SCHRITT: Selbstakzeptanz

»Auch wenn ich .... (immer noch) vorwerfe, dass ....«

- o ... mag ich mich so, wie ich bin.«*
- o ... schätze und achte ich mich so, wie ich bin.«*
- o ... gehe ich meinen ganz eigenen Weg.«*
- o ... bin ich in Sicherheit.«*
- o ....«

* ... oder einen anderen Selbststärkungssatz
Vorwürfe anderen gegen über können auch verdeckt formuliert werden: »Auch wenn ich ihm/ihr das da vorwerfe, ...«

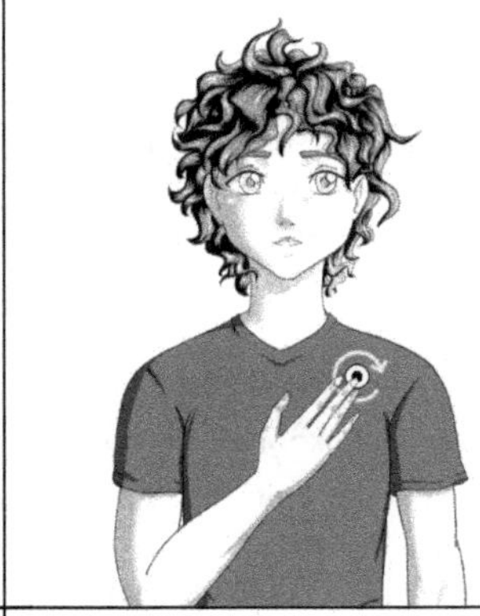

2. SCHRITT: Frage stellen

»KONNTE er/sie nicht anders, WOLLTE er/sie nicht anders, WUSSTE er/sie es nicht anders, oder war es eine Mischung daraus?«

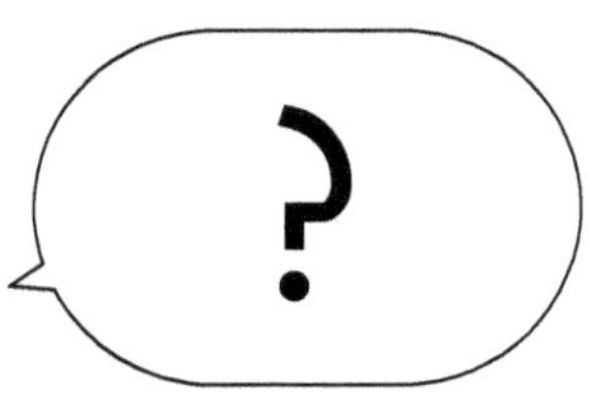

3. SCHRITT: Übung »Verantwortung beim anderen belassen« (2-mal aussprechen)

- o »Auch wenn er/sie nicht anders KONNTE ...«
- o »Gerade weil er/sie nicht anders WOLLTE ...«
- o »Völlig EGAL, ob er/sie nicht anders KONNTE/WOLLTE/ WUSSTE ...«

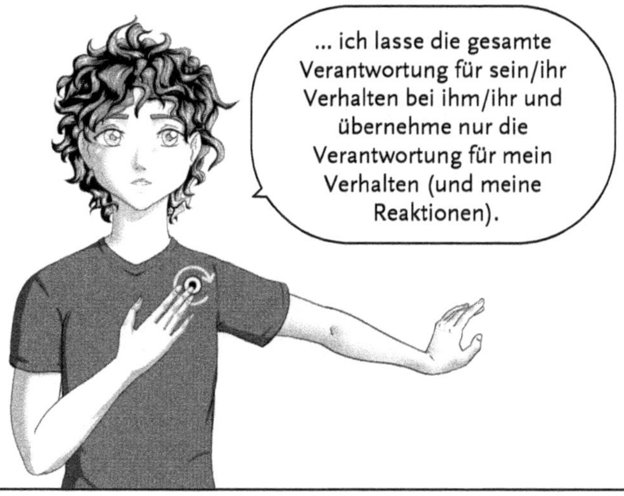
... ich lasse die gesamte Verantwortung für sein/ihr Verhalten bei ihm/ihr und übernehme nur die Verantwortung für mein Verhalten (und meine Reaktionen).

Mein Kraftsatz: »Wo ich bislang anderen Vorwürfe gemacht habe, lasse ich von nun an die Verantwortung dort, wo sie hingehört: bei den anderen!« ODER ».......................... ....!«

AB-14: Erwartungen an andere transformieren

1. SCHRITT: Selbstakzeptanz

Formuliere einen Selbststärkungssatz bezüglich der Erwartungshaltung:

»Auch wenn ich an . . . . die Erwartung habe,

dass . . . .

. . . . «

- o ... mag ich mich so, wie ich bin.«*
- o ... schätze und achte ich mich so, wie ich bin.«*
- o ... .«

* ... oder einen anderen Selbststärkungssatz

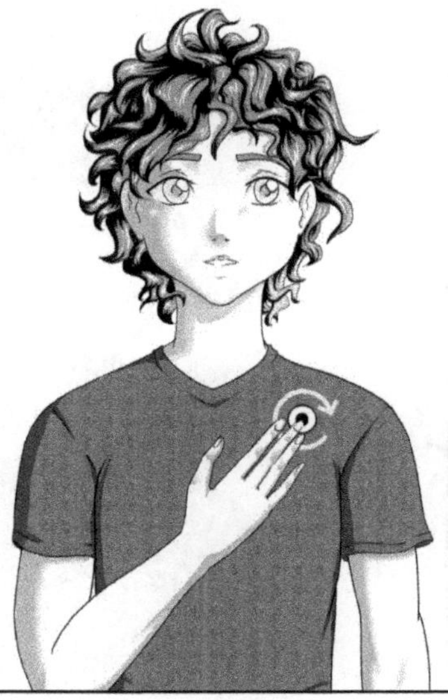

2. SCHRITT: Erwartungshaltung transformieren

- o »Auch wenn ich damit ein Ziel definiert habe, das ich selbst nicht erreichen kann, mag ich mich so, wie ich bin.«
- o »Auch wenn ich mich dadurch von . . . . abhängig mache, mag ich mich so, wie ich bin.«
- o »Auch wenn ich mich dadurch einen Hauch versklavt habe, mag ich mich so, wie ich bin.«
- o »Auch wenn ich . . . . dadurch Macht über meine Gefühle gebe, mag ich mich so, wie ich bin.«
- o »Auch wenn ich . . . . eine Fernbedienung über meine Gefühle inklusive Powerbank gegeben habe, mag ich mich so, wie ich bin.«
- o »Auch wenn ich . . . . immer wieder frische Batterien für die Fernbedienung über meine Gefühle gegeben habe, mag ich mich so, wie ich bin.«

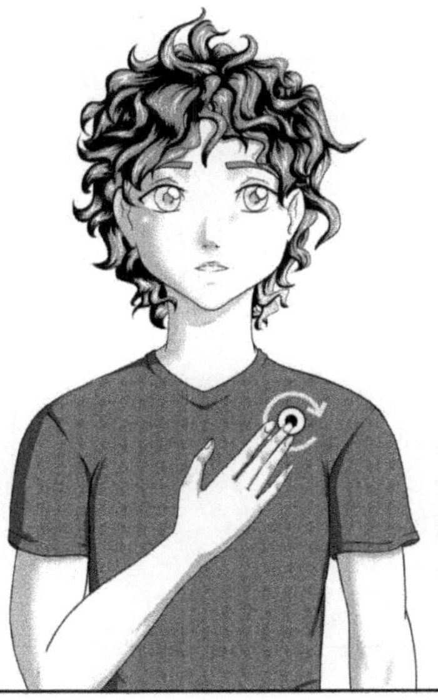

3. SCHRITT: Nutzen des Loslassens formulieren

- o »Jetzt befreie ich mich dadurch, dass ich meine Erwartungen (voll und ganz) loslasse!«
- o »Es ist jetzt an der Zeit, dass ich meine Erwartungen an . . . . endlich zum Mond schieße!«
- o ». . . . . «

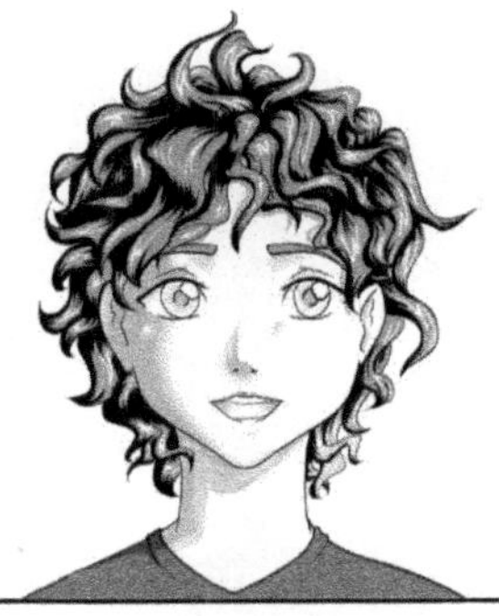

AB-15: Inneres Schrumpfen – Wie alt fühle ich mich?

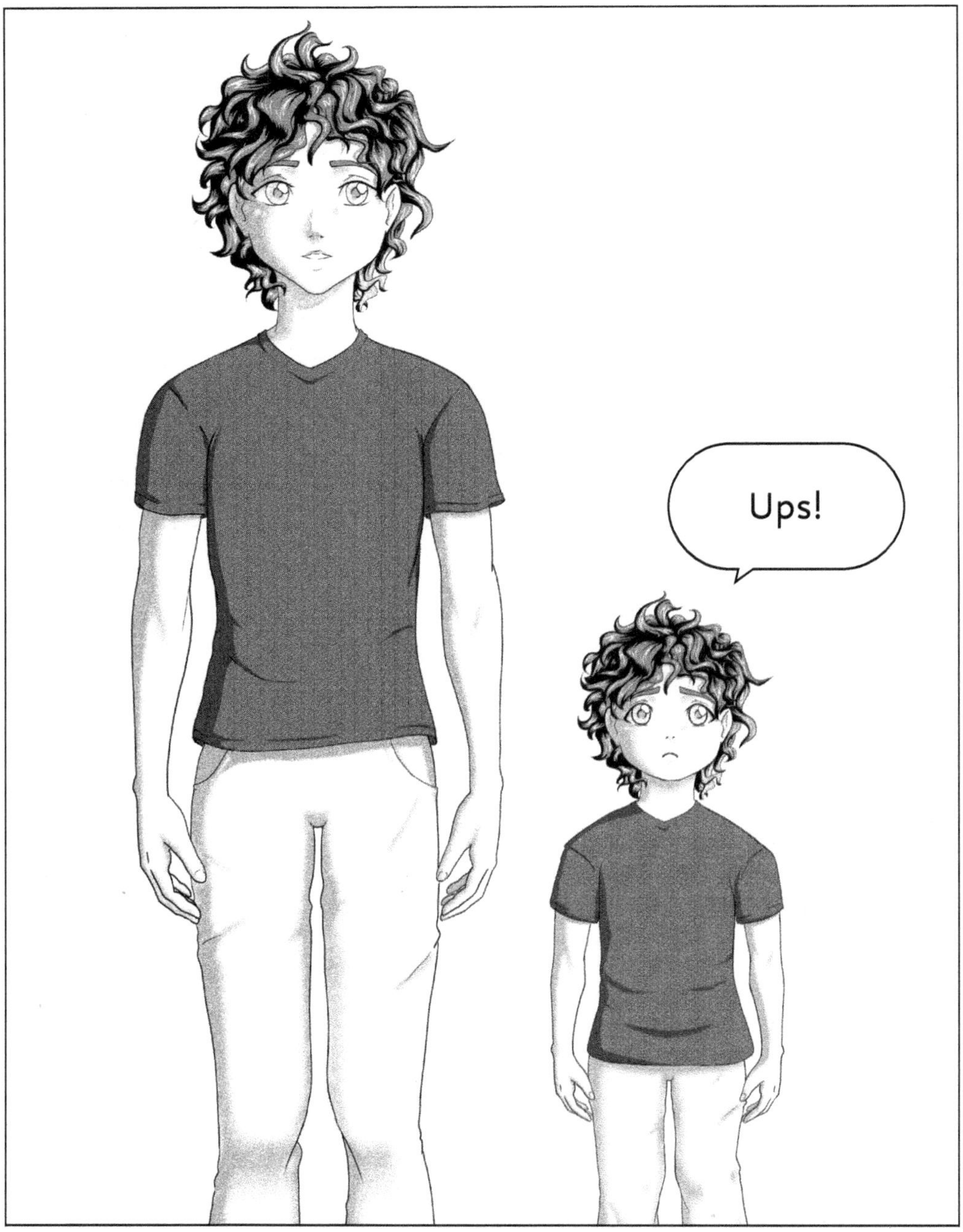

AB-16: Inneres Schrumpfen transformieren

1. SCHRITT: Selbststärkungssatz bezüglich der Altersregression formulieren

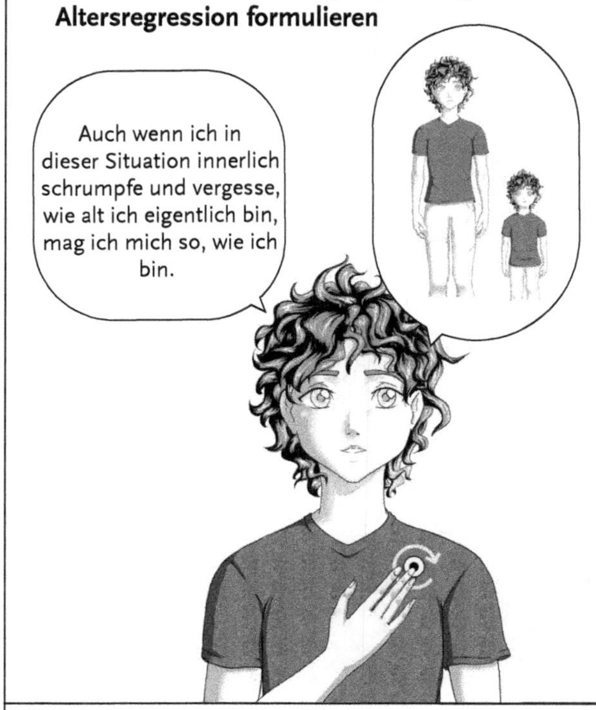
Auch wenn ich in dieser Situation innerlich schrumpfe und vergesse, wie alt ich eigentlich bin, mag ich mich so, wie ich bin.

2. SCHRITT: Kraftsatz bezüglich des echten Alters bilden

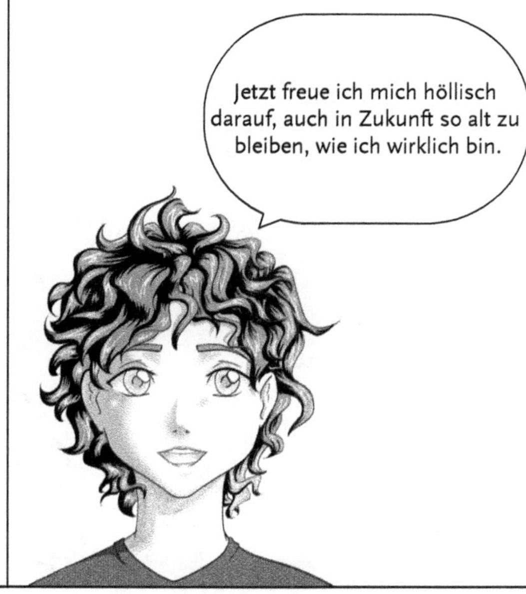
Jetzt freue ich mich höllisch darauf, auch in Zukunft so alt zu bleiben, wie ich wirklich bin.

Wie lautet mein Selbststärkungssatz bezüglich der ALTERSREGRESSION?

»..

....

....«

Wie lautet mein Kraftsatz bezüglich des ECHTEN ALTERS?*

»..

....

....«

* Nicht vergessen, den Kraftsatz 2-mal täglich über mehrere Wochen aufzusagen!

AB-17: Parafunktionale Loyalität transformieren und Loyalität wahren

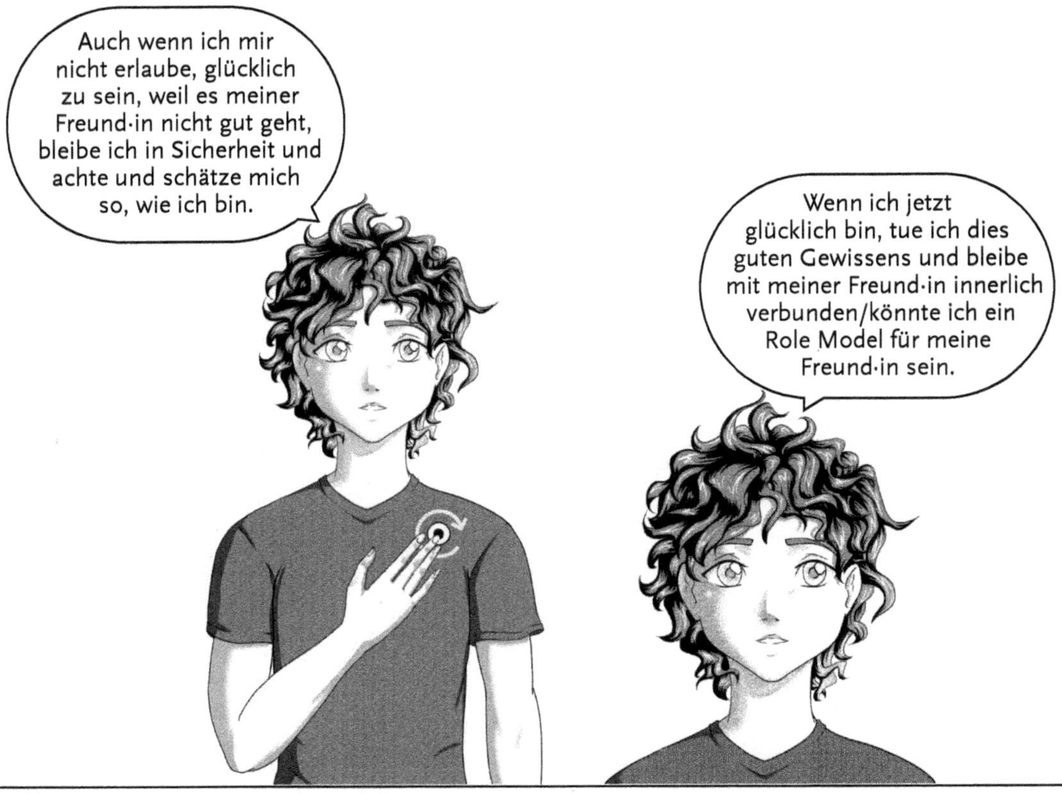
Auch wenn ich mir nicht erlaube, glücklich zu sein, weil es meiner Freund·in nicht gut geht, bleibe ich in Sicherheit und achte und schätze mich so, wie ich bin.
Wenn ich jetzt glücklich bin, tue ich dies guten Gewissens und bleibe mit meiner Freund·in innerlich verbunden/könnte ich ein Role Model für meine Freund·in sein.

1. SCHRITT: Parafunktionale Loyalität transformieren

»Auch wenn ich aus Loyalität zu .... mir nicht erlaube

.................................., schätze und achte ich mich so, wie ich bin.«*

* Oder ein anderer Selbststärkungssatz: ....!«

2. SCHRITT: Kraftsatz zur Wahrung der Loyalität formulieren

»Wenn ich jetzt ....

(mein Ziel erreiche, dieses Problem überwinde, glücklich, gesund, erfolgreich bin), ...

o bleibe ich dennoch mit .... in Liebe/Freundschaft verbunden!«

o bleibe ich auf eine mir angemessene Art und Weise verbunden mit ....!«

o tue ich dies auch .... zu Ehren!«

o schaut ungeachtet dessen .... freundlich auf mich!«

o bleibt das Leid von .... trotzdem gewürdigt!«

o liegt der Segen von .... auf mir!«

o ....!«

AB-18: Mein »Lunchpaket«

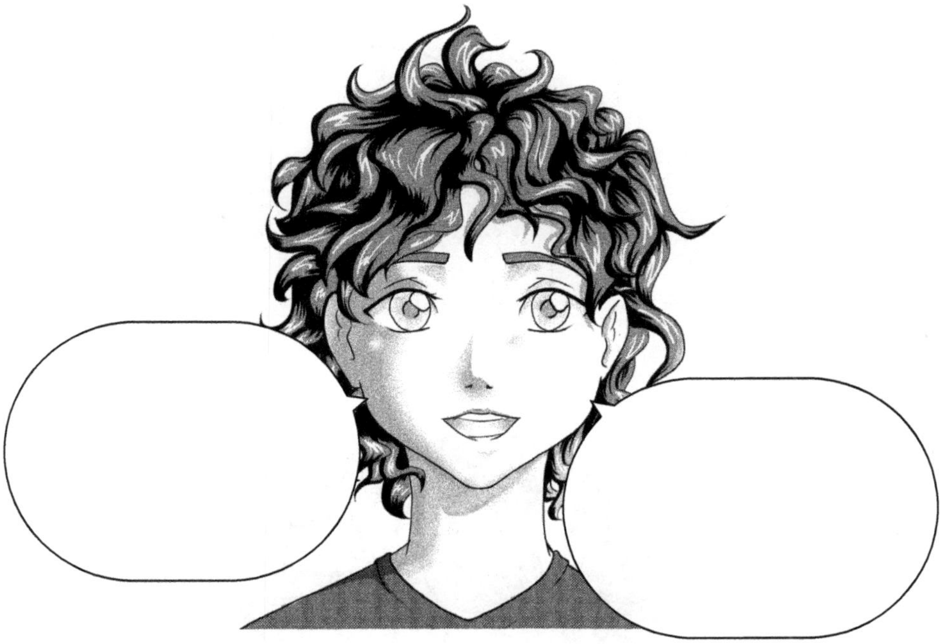

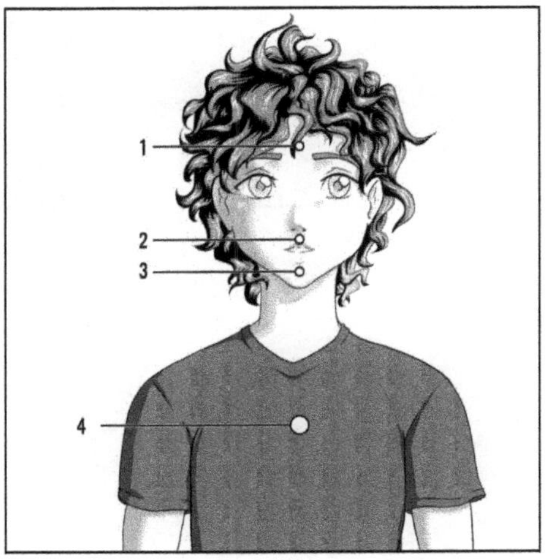

Hilfreich zur Verankerung von Kraftsätzen: Die Aktivierung der vier Powerpunkte.

AB-19: Aktivierung der vier Powerpunkte

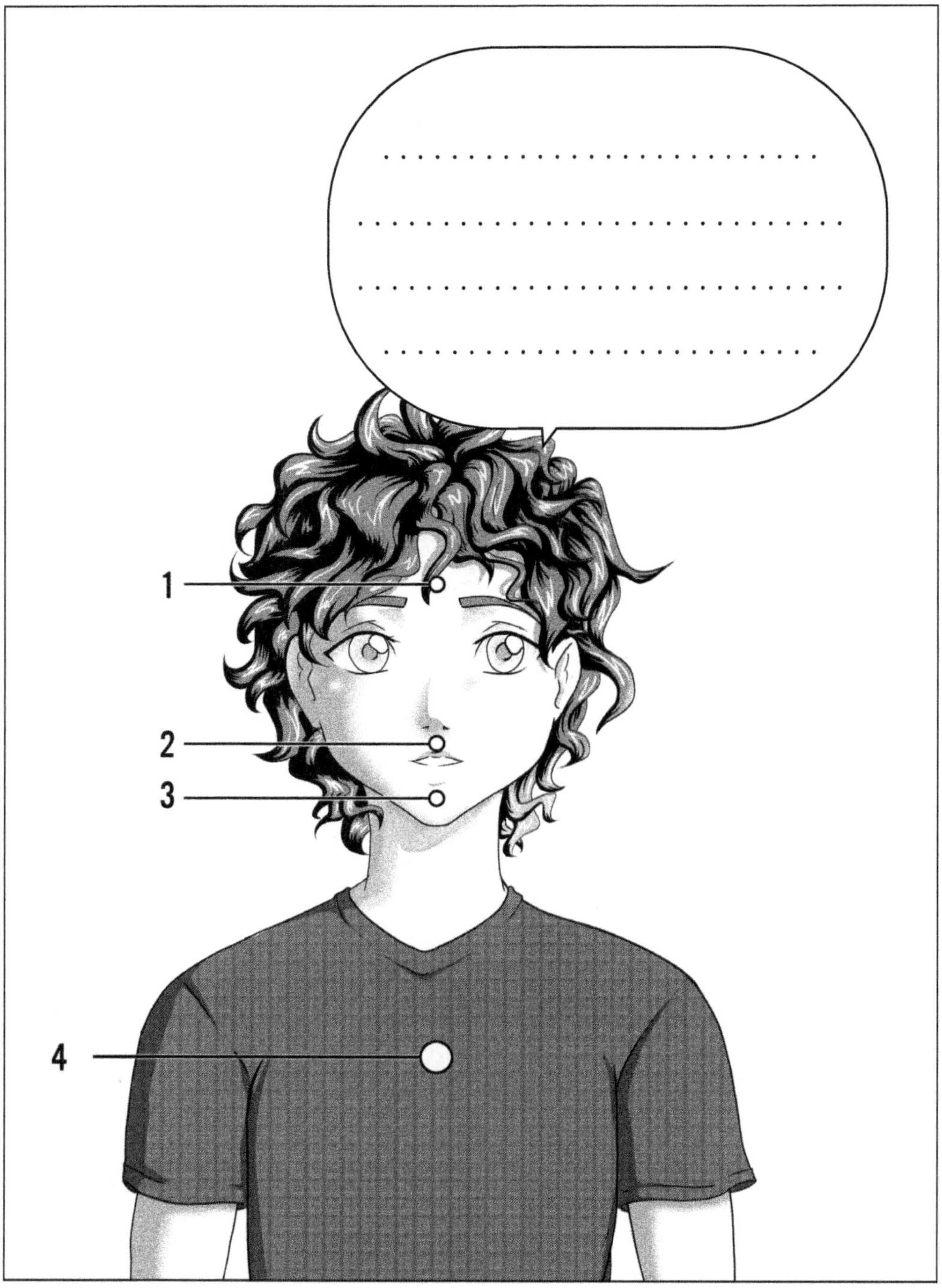

AB-20: Zielbildimagination

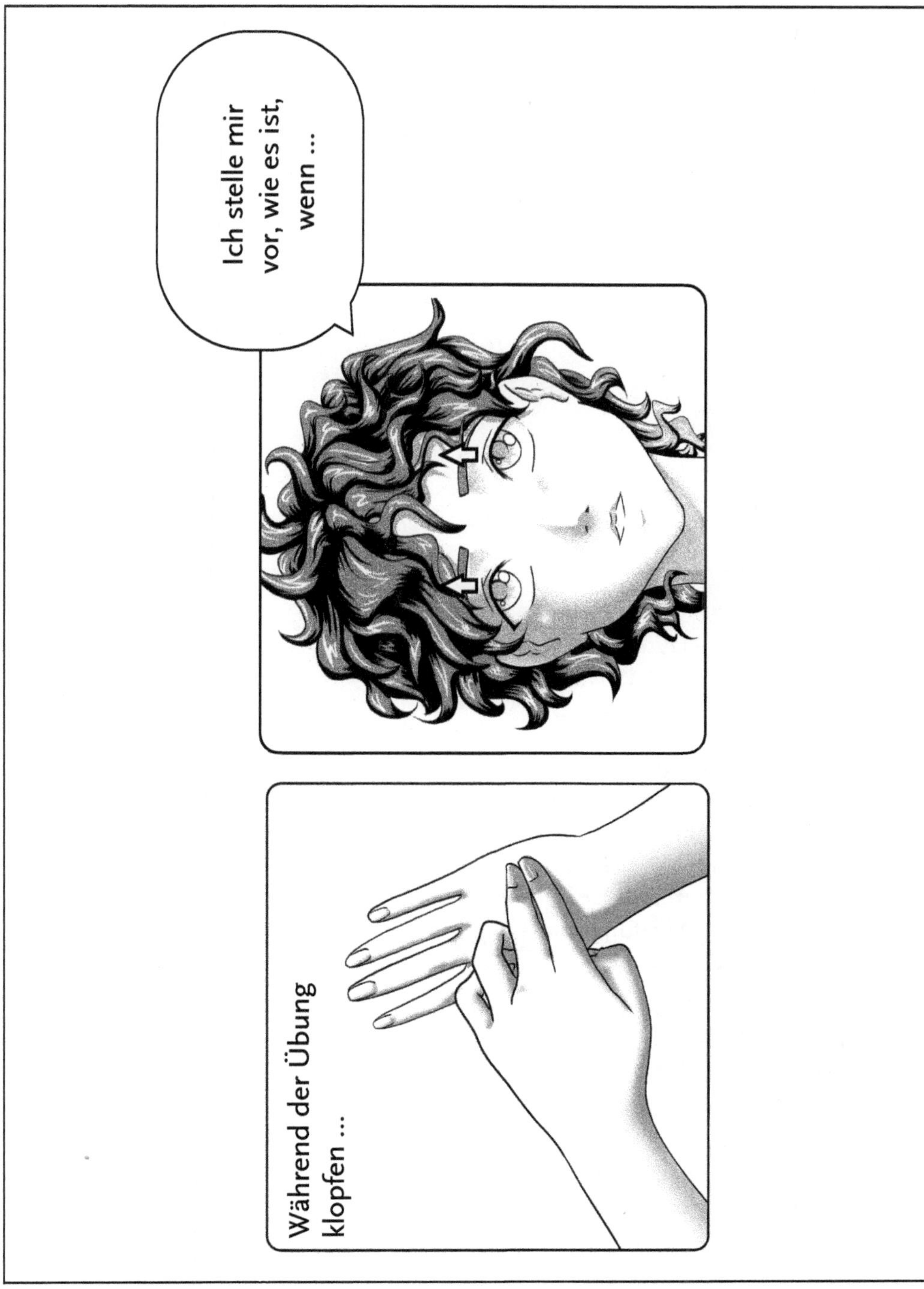
Während der Übung klopfen ...
Ich stelle mir vor, wie es ist, wenn ...

AB-21: PEP-Selbstwerttraining – so geht's!

1. SCHRITT:

Exploration und Sammeln von selbstwertreduzierenden Strategien: »Meine Selbstwerträuber«

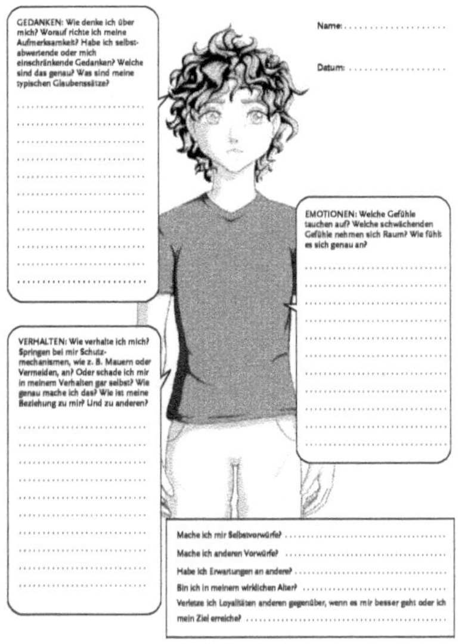

2. SCHRITT:

Externalisieren und Neutralisieren der Selbstwerträuber mit der Selbststärkungsübung

Dazu:

1. Das Blatt mit den Selbstwerträubern in die Höhe halten, damit wackeln und einen Satz sprechen wie: »Das hier hat mit Ihnen persönlich im Grunde doch gar nicht so viel zu tun, das sind bei Licht betrachtet doch nur allgemeingültige Selbstentwertungsstrategien, die Sie sich eingefangen haben.«

2. Jeden einzelnen Selbstwerträuber mit der Selbststärkungsübung transformieren und somit entlassen.

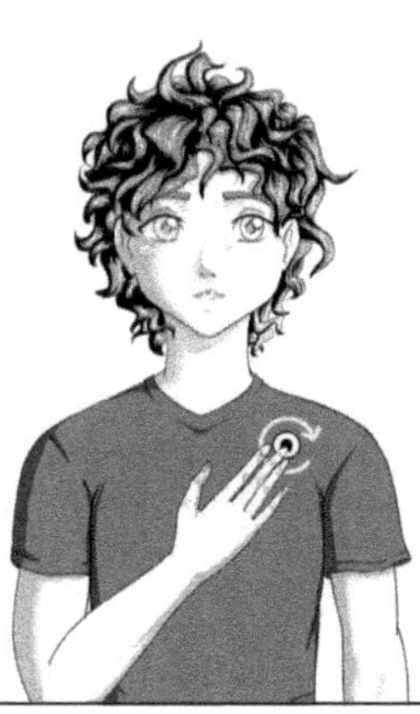

3. SCHRITT:

Transformation der Selbstentwertungsstrategien: »Meine Selbstwertspender«

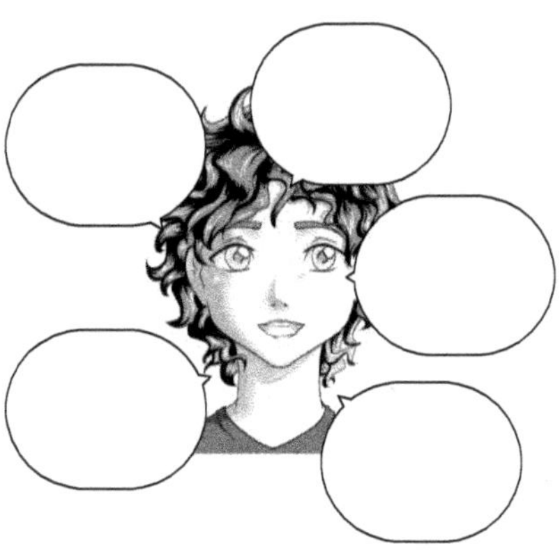

AB-22: Meine Selbstwerträuber

Name: ....

Datum: ....

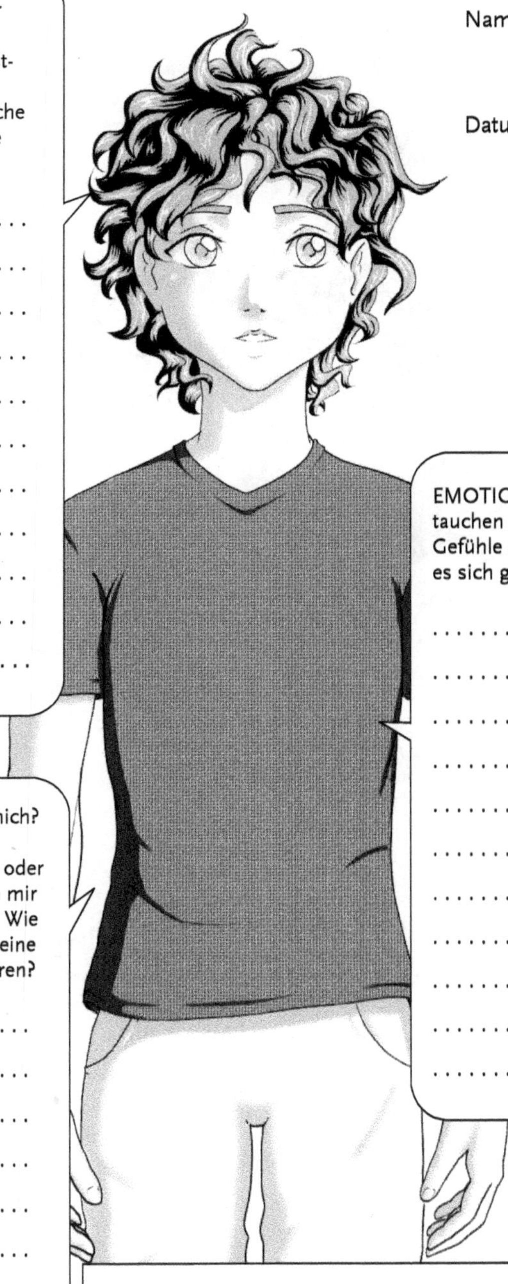

GEDANKEN: Wie denke ich über mich? Worauf richte ich meine Aufmerksamkeit? Habe ich selbstabwertende oder mich einschränkende Gedanken? Welche sind das genau? Was sind meine typischen Glaubenssätze?

EMOTIONEN: Welche Gefühle tauchen auf? Welche schwächenden Gefühle nehmen sich Raum? Wie fühlt es sich genau an?

VERHALTEN: Wie verhalte ich mich? Springen bei mir Schutzmechanismen, wie z. B. Mauern oder Vermeiden, an? Oder schade ich mir in meinem Verhalten gar selbst? Wie genau mache ich das? Wie ist meine Beziehung zu mir? Und zu anderen?

Mache ich mir Selbstvorwürfe? ....

Mache ich anderen Vorwürfe? ....

Habe ich Erwartungen an andere? ....

Bin ich in meinem wirklichen Alter? ....

Verletze ich Loyalitäten anderen gegenüber, wenn es mir besser geht oder ich mein Ziel erreiche? ....

AB-23: Meine Selbstwertspender

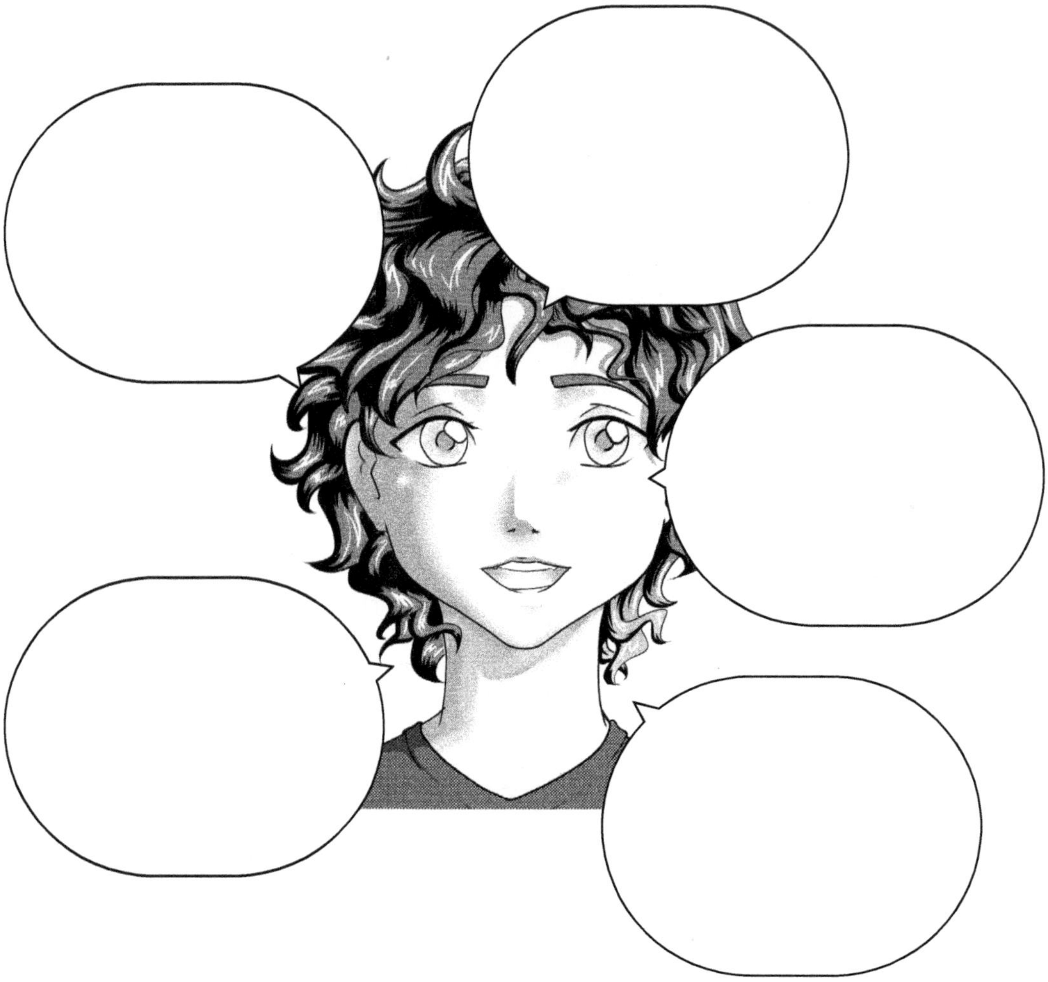

. . . .

. . . .

. . . .

. . . .

. . . .

. . . .

. . . .

. . . .

. . . .

. . . .

AB-24: PEP in Kita und Grundschule – Klopf mit!

Klopfanleitung – so geht's:

- Wenn du Angst hast, traurig bist oder ein anderes unangenehmes Gefühl hast, dann klopf mit dem Zeige- und Mittelfinger nacheinander alle 16 Klopfpunkte. Zuerst klopfst du die Punkte an deiner Hand (1-6), dann die im Gesicht (7-12) und zuletzt die an deinem Oberkörper (13-16).
- Jeden Punkt klopfst du ungefähr 10- bis 20-mal. Wenn du einen Lieblingspunkt hast, kannst du ihn auch länger beklopfen. Oder einfach mal zwischendurch – so wie es dir guttut. Denk bitte daran, dabei ruhig zu atmen.
- Du kannst beim Klopfen nichts falsch machen. Es ist auch kein Problem, wenn du mal einen Klopfpunkt vergisst oder einen anderen Punkt klopfst. Du kannst so viele Klopfrunden machen, bis das unangenehme Gefühl kleiner oder ganz weg ist.
- Du kannst die Bilder mit den Klopfpunkten auch anmalen, wenn du magst.

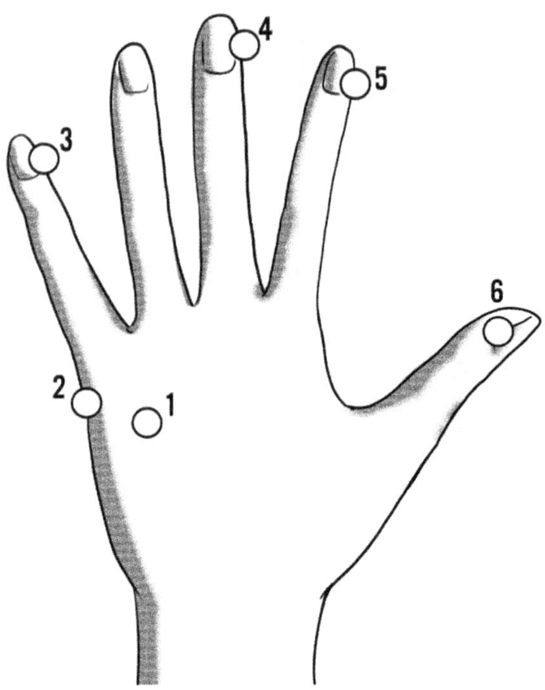

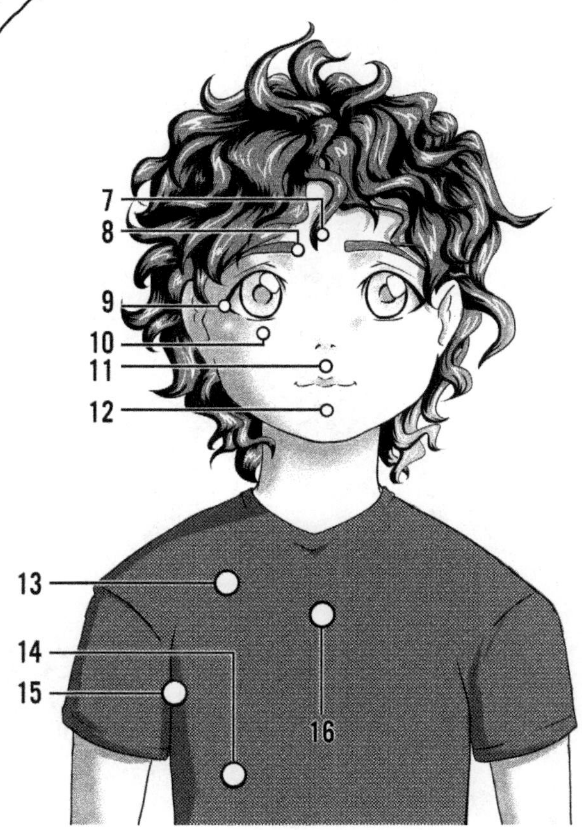

AB-25: PEP in Kita und Grundschule – Der »Kurbel-Trick«

So geht der »Kurbel-Trick«:

- Du suchst die kleine Delle unterhalb deines linken Schlüsselbeins.
- Mit Zeige- und Mittelfinger kreist du im Uhrzeigersinn um diese Vertiefung. Hier klopfst du also nicht, sondern du kreist (oder kurbelst) nur drumherum.
- Während du kurbelst, sprichst du einen Satz, der dir guttut, z. B. »Auch wenn ich manchmal Angst habe, mag ich mich so, wie ich bin!« oder »Auch wenn ich etwas noch nicht so gut kann, bin ich trotzdem ein cooles Kind!« (Kirschbaum und Bohne 2022a, S. 6).

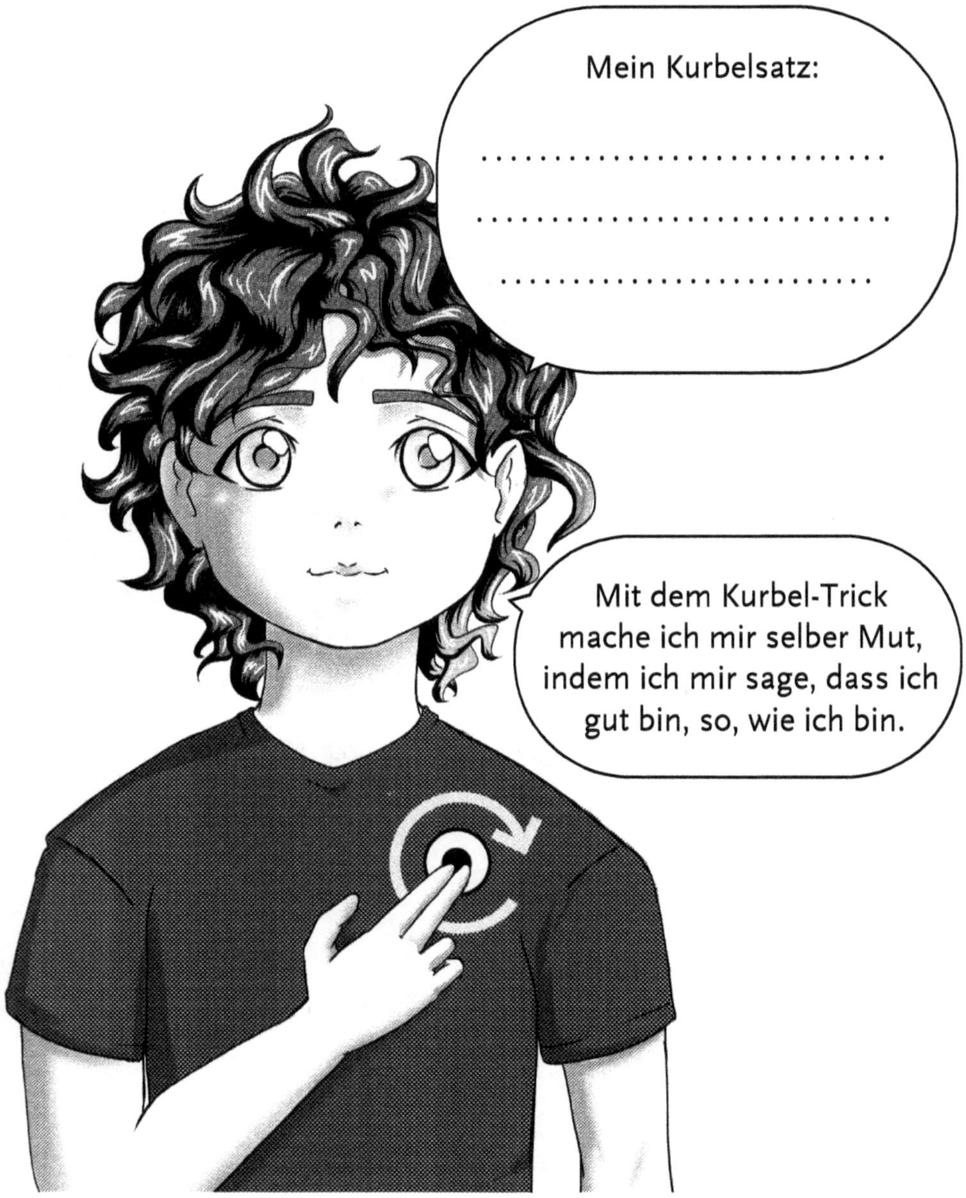
Mein Kurbelsatz:
....
....
....
Mit dem Kurbel-Trick mache ich mir selber Mut, indem ich mir sage, dass ich gut bin, so, wie ich bin.

AB-26: PEP in Kita und Grundschule – Die vier Powerpunkte

So geht der Trick mit den vier Powerpunkten:

- Du überlegst dir einen oder mehrere Kraftsätze, die dir richtig gut gefallen, z. B. »Ich schaff das!« oder »Ich bin mutig wie ein Löwe!«.
- Dann sprichst du deinen Kraftsatz und klopfst dabei nacheinander die folgenden Punkte: Stirnpunkt, unter der Nase, unter den Lippen / am Kinn und mittig auf dem Brustbein.
- Wiederhol jeden Kraftsatz dreimal und klopf dabei die vier Powerpunkte.
- Diesen Trick wendest du am besten jeden Tag mehrmals an. Du wirst dich dann immer besser und stärker fühlen (Kirschbaum und Bohne 2022a, S. 8).

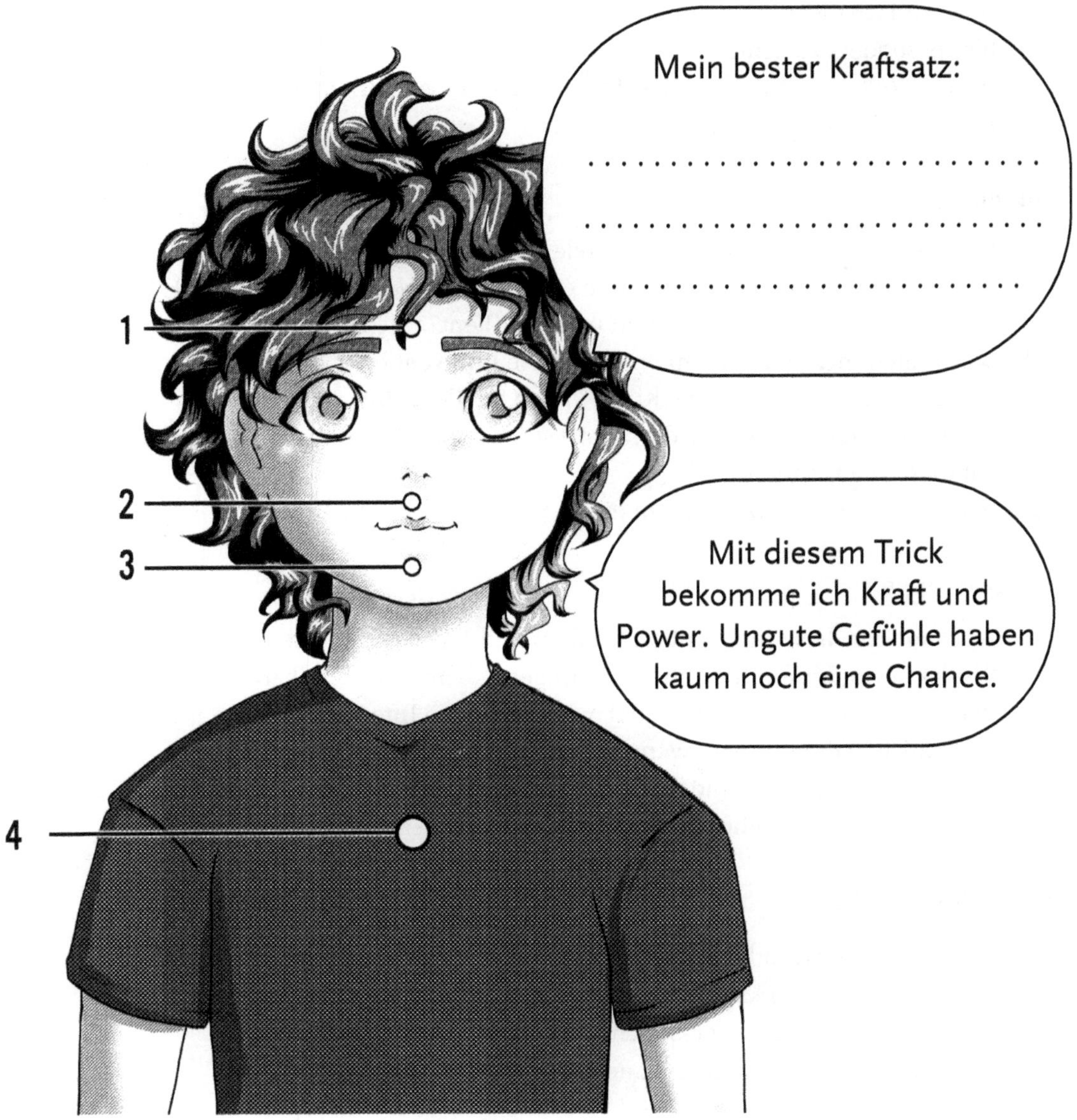
Mein bester Kraftsatz:
....
....
....
1
2
3
4
Mit diesem Trick bekomme ich Kraft und Power. Ungute Gefühle haben kaum noch eine Chance.

AB-27: 30 Fragen für die PEP-Peergroup

Fragen zur praktischen Umsetzung der jeweiligen PEP-Interventionen

1. Wie genau funktioniert diese Intervention?
2. Wann im Prozess ist diese Intervention relevant?
3. Worauf muss ich besonders achten, wenn ich diese Intervention anwende?
4. Wie kann ich mich auf diese Intervention vorbereiten? Was brauche ich an Material?
5. Wie stelle ich sicher, dass ich diese Intervention richtig durchführe?
6. Gibt es etwas, das mir schwerfällt, wenn ich diese Intervention durchführe?
7. Welcher fachliche Impuls ist bei dieser Intervention neu für mich?
8. Welche Fragen habe ich zu dieser Intervention?
9. Habe ich Vorbehalte gegen diese Intervention? Wenn ja, welche?
10. Wobei wird mir diese Intervention in der Zukunft helfen?
11. Wo können bei der Intervention Schwierigkeiten auftreten?
12. Wie muss ich meine Raumsituation (Position der Sitzmöbel) anpassen, um optimale Bedingungen für diese Intervention in meinem Praxis-/Coaching-Raum/Klassenzimmer bzw. meiner pädagogischen Einrichtung zu haben?
13. Wie kann ich diese Intervention auch in einer virtuellen Videositzung einsetzen? Worauf ist hier besonders zu achten?
14. Welche Rolle spielt Humor und Leichtigkeit in dieser Intervention? Wie kann ich Humor, Leichtigkeit und Zuversicht einbinden?

Klient·innenperspektive

15. Für wen könnte diese Intervention relevant sein?
16. Für welche Klient·innen/Diagnosen eignet sich diese Intervention NICHT?
17. Wie erkläre ich diese Intervention meinen Klient·innen?
18. Was sollten meine Klient·innen über diese Intervention wissen?
19. Welche Fragen stellen meine Klient·innen zu dieser Intervention?
20. Wie reagieren Klient·innen, die schon viel Therapieerfahrung mit anderen Methoden haben, auf diese Intervention?
21. Was tue ich, wenn Klient·innen diese Intervention ablehnen?

Junge Zielgruppe

22. Wie kann ich diese Intervention Kindern und Jugendlichen erklären?
23. Wie kann ich diese Intervention für jüngere Klient·innen aufbereiten?
24. Benötige ich zusätzliches Material, wenn ich diese Intervention mit Kindern und Jugendlichen durchführe? Wenn ja, welches?
25. Welche Fragen haben Kinder und Jugendliche?
26. Wie spreche ich mit Eltern und Betreuungspersonen über diese Intervention?

Selbsterfahrung mit PEP

27. Welche Erfahrungen habe ich mit dieser Intervention bereits selbst gemacht?
28. Habe ich diese Intervention schon mal für eigene Themen eingesetzt?
29. Was lerne ich für mich persönlich aus dieser Intervention?
30. Wie könnte diese Intervention auch meiner Selbstfürsorge dienen?

Abbildungsverzeichnis

Literatur

Aalberse, M. u. S. Geßner-van Kersbergen (Hrsg.) (2012): Die Lösung liegt in Deiner Hand! Von der Energetischen Psychologie zur bifokalen Achtsamkeit. Tübingen (dgvt).

Amano, T. a. M. Toichi (2016): The role of alternating bilateral stimulation in establishing positive cognition in EMDR therapy: A multi-channel near-infrared spectroscopy study. *PLoS One* Oct 12; 11 (10): e0162735.

Andrade, J. (2012): Die Lösung liegt in der Hand des Patienten! Techniken der bifokalen multisensorischen Aktivierung BMSA (Bifocal Multi-Sensory Activation) zur Behandlung von Angststörungen, Stressreaktionen, Trauma, Zwang und Depression. In: M. Aalberse u. S. Geßner-van Kersbergen (Hrsg.): Die Lösung liegt in deiner Hand! Von der Energetischen Psychologie zur bifokalen Achtsamkeit. Tubingen (dgvt), S. 55–281.

Baisch-Zimmer, S. (2019): Bärenstarke Gedanken für Kinder. XXL-Sonderedition: 56 Affirmationskarten zum Kinder-Mentaltraining. Weinheim (Beltz).

Baller, G. u. B. Schaller (2009): Klinikalltag: Über die Kraft der Spiegelneuronen. *Deutsches Ärzteblatt* 106 (49): A-2483/B-2131/C-2071.

Bauer, J. (2005): Warum ich fühle, was du fühlst. Intuitive Kommunikation und das Geheimnis der Spiegelneurone. Hamburg (Hoffmann & Campe).

Bohne, M. (2019): Klopfen mit PEP. Prozess- und Embodimentfokussierte Psychologie in Therapie und Coaching. Heidelberg (Carl-Auer), 4. Aufl.

Bohne, M. (2020a): Bitte klopfen! Anleitung zur emotionalen Selbsthilfe. Heidelberg (Carl-Auer), 7. Aufl.

Bohne, M. (2020b): Einführung in die Praxis der Energetischen Psychotherapie. Heidelberg (Carl-Auer), 3. Aufl.

Bohne, M. (2021): Psychotherapie und Coaching mit PEP. Prozess- und Embodimentfokussierte Psychologie in der Praxis. Heidelberg (Carl-Auer), 2. Aufl. 2022.

Bohne, M. u. S. Ebersberger (Hrsg.) (2019): Synergien nutzen mit PEP. Die integrative Kompetenz der Prozess- und Embodimentfokussierten Psychologie in Psychotherapie, Beratung und Coaching. Heidelberg (Carl-Auer).

Bohne, M. u. S. Ebersberger (2020a): Selbstwert. Einfach. Stark. Der Selbstwert-Generator für junge Menschen. Heidelberg (Carl-Auer).

Bohne, M. u. S. Ebersberger (2020b): Selbstwert. Einfach. Stark. Der Selbstwert-Generator für junge Menschen. Begleittext für Therapie, Coaching, Training & Schule. Verfügbar unter: https://www.carl-auer.de/media/carl-auer/sample/ZM/9783849703653-begleittext.pdf [Zugriff: 05.10.2021].

Bohne, M. u. S. Ebersberger (Hrsg.) (2022): Entwicklung empowern mit PEP. Prozess- und embodimentfokussiert arbeiten mit Kindern und Jugendlichen. Heidelberg (Carl-Auer).

Bohne, M. u. S. Ebersberger (2024): Der Selbstwert-Generator. Im Handumdrehen zu einem starken Selbstwert. Heidelberg (Carl-Auer), 5. Aufl.

Campbell, J. D. (1990): Self-esteem and clarity of the self-concept. *Journal of Personality and Social Psychology* 59: 538-549.

Campbell, J. D., B. Chew a. L. S. Scratchley (1991): Cognitive and emotional reactions to daily events: The effects of self-esteem and self-complexity. *Journal of Personality* 59: 473–505.

Chmielewski, F. u. S. Hanning (2021): Therapie-Tools Selbstwert. Weinheim (Beltz).

Church, D., C. Hawk, A. J. Brooks, O. Toukolehto, M. Wren, I. Dinter a. P. Stein (2013): Psychological trauma symptom improvement in veterans using emotional freedom techniques: a randomized controlled trial. *Journal of Nervous and Mental Disease* 201 (2): 153–160.

Clond, M. (2016): Emotional freedom techniques for anxiety: A systematic review with meta-analysis. *Journal of Nervous and Mental Disease* 204 (5): 388–395.

Dennison, P. u. G. Dennison (2017): Brain-Gym. Das Handbuch. Kirchzarten (VAK).

de Shazer, S. (2014): Wege der erfolgreichen Kurztherapie. Stuttgart (Klett-Cotta).
de Shazer, S. (2019): Der Dreh. Überraschende Wendungen und Lösungen in der Kurzzeittherapie. Heidelberg (Carl-Auer), 14. Aufl.
Detten, M.-A. v. (2022): »Du verstehst mich echt, kann das sein?« Was PEP bei der Chatberatung von Kindern und Jugendlichen leistet. In: M. Bohne u. S. Ebersberger (Hrsg.): Entwicklung empowern mit PEP. Prozess- und embodimentfokussiert arbeiten mit Kindern und Jugendlichen. Heidelberg (Carl-Auer), S. 138–153.
Döpfner, M., M. Hautzinger u. M. Linden (Hrsg.) (2020): Verhaltenstherapiemanual. Kinder und Jugendliche. Heidelberg (Springer).
Egger, J., B. Lechner u. W. Freidl (1997): Bulimie – Geschlechtsrollenidentifikation und Selbstwert. *Zeitschrift für Klinische Psychologie* 26: 21–30.
Ehntholt, K. A., P. M. Salkovskis a. K. A. Rimes (1999): Obsessive-compulsive disorder, anxiety disorders, and self-esteem: An exploratory study. *Behaviour Research and Therapy* 38: 771–781.
Ekman, P. (1993): Facial expression and emotions. *American Psychologist* 48 (4): 384–392.
Engelhardt, U. (2019): Hypno trifft PEP®– »Leicht gem…8 mit der Kraft der 8 & Co.«. Die komplette Tool-Box zum Auflösen von Ängsten und Blockaden bei Kindern und Jugendlichen. Attendorn (Verlag für Therapiematerial, Engelhardt GbR). Verfügbar unter: https://leichtgem8.de/ [Zugriff: 05.07.2021].
Engelhardt, U. (2022): Monster-Zähmung im Sorgenland – Kreative und spielerisch leichte Lösungswege für Kinder und Jugendliche mit Ängsten. In: M. Bohne u. S. Ebersberger (Hrsg.): Entwicklung empowern mit PEP. Prozess- und embodimentfokussiert arbeiten mit Kindern und Jugendlichen. Heidelberg (Carl-Auer), S. 47–59.
Fegert, J. M. u. M. Kölch (Hrsg.) (2013): Klinikmanual Kinder- und Jugendpsychiatrie und -psychotherapie. Heidelberg (Springer), 2. Aufl.
Fegert, J. M., C. Eggers u. F. Resch (2012): Psychiatrie und Psychotherapie des Kindes- und Jugendalters. Heidelberg (Springer), 2. Aufl.
Fischer, S. u. J. Hennig (2022): »Ich fungiere als Klopfanker der Kinder.« Mit PEP die Resilienz und Selbstwirksamkeit von Grundschulkindern stärken. In: M. Bohne u. S. Ebersberger (Hrsg.): Entwicklung empowern mit PEP. Prozess- und embodimentfokussiert arbeiten mit Kindern und Jugendlichen. Heidelberg (Carl-Auer), S. 192–204.
Götz-Kühne, C. (2022): »Inzwischen spüre ich schon eine Entlastung, wenn ich nur ans Tappen denke.« PEP in der Psychotherapie mit traumatisierten Kindern und Jugendlichen. In: M. Bohne u. S. Ebersberger (Hrsg.): Entwicklung empowern mit PEP. Prozess- und embodimentfokussiert arbeiten mit Kindern und Jugendlichen. Heidelberg (Carl-Auer), S. 60–68.
Gräßer, M. u. E. Hovermann (2018): Kreative Techniken für die Kinder- und Jugendlichenpsychotherapie. 75 Therapiekarten. Weinheim, Basel (Beltz).
Gräßer, T. (2019): Neuropsychologische Therapie mit PEP. In: M. Bohne u. S. Ebersberger (Hrsg.): Synergien nutzen mit PEP. Die integrative Kompetenz der Prozess- und Embodimentfokussierten Psychologie in Psychotherapie, Beratung und Coaching. Heidelberg (Carl-Auer), S. 190–199.
Hehrlein, S. u. S. Bettels (2022): »Tierisch gut!« Interaktives Kindertheaterstück für die Grundschule mit PEP-Vertiefungskursen. In: M. Bohne u. S. Ebersberger (Hrsg.): Entwicklung empowern mit PEP. Prozess- und embodimentfokussiert arbeiten mit Kindern und Jugendlichen. Heidelberg (Carl-Auer), S. 205–213.
Höwler, E. (2016): Kinder- und Jugendpsychiatrie für Gesundheitsberufe, Erzieher und Pädagogen. Heidelberg (Springer).
Izard, C. E. a. C. Z. Malatesta (1987): Perspectives on emotional development I: Differential emotions theory of early emotional development. In: J. D. Osofsky (ed.): Handbook of infant development. New York (Wiley), pp. 494–554.
Jahn, E. B. (2019): Embodimenttechniken in der Verhaltenstherapie – VT 4.0. In: M. Bohne u. S. Ebersberger (Hrsg.): Synergien nutzen mit PEP. Die integrative Kompetenz der Prozess- und embodimentfokussierten Psychologie in Psychotherapie, Beratung und Coaching. Heidelberg (Carl-Auer), S. 70–94.

Joas, G. u. E. Pavlić (2022): »Bei PEP tut sich in jedem Fall was!« PEP in der Kinder- und Jugendpsychiatrie. In: M. Bohne u. S. Ebersberger (Hrsg.): Entwicklung empowern mit PEP. Prozess- und embodimentfokussiert arbeiten mit Kindern und Jugendlichen. Heidelberg (Carl-Auer), S. 20–31.
Kirn, T., L. Echelmeyer u. M. Engberding (2015): Imagination im Anwendungsfeld der Klinischen Psychologie und Psychotherapie. In: T. Kirn, L. Echelmeyer u. M. Engberding (Hrsg.): Imagination in der Verhaltenstherapie. Heidelberg (Springer), 2. Aufl., S. 3–24.
Kirschbaum, S. (2022): »Klopfen, Kurbeln, Augenverdrehen« – PEP und Peppo in der Grundschule. In: M. Bohne u. S. Ebersberger (Hrsg.): Entwicklung empowern mit PEP. Prozess- und embodimentfokussiert arbeiten mit Kindern und Jugendlichen. Heidelberg (Carl-Auer), S. 181–191.
Kirschbaum, S. u. M. Bohne (2020): PEP-Tricks für Kinder. Soforthilfe für den emotionalen Notfall. Übungsposter. Heidelberg (Carl-Auer).
Kirschbaum, S. u. M. Bohne (2021): Klopfen für Kinder. Das Vorlesebuch. Heidelberg (Carl-Auer), 2. Aufl.
Kirschbaum, S. u. M. Bohne (2022a): Klopfen für Kinder Zusatzmaterial: Die PEP-Tricks auf einen Blick, 2. Version. Verfügbar unter: https://www.carl-auer.de/media/carl-auer/sample/ZM/Kirschbaum_Klopfen_10328_Tricks_Onlinematerial.pdf [Zugriff: 18.03.2022].
Kirschbaum, S. u. M. Bohne (2022b): Klopfen für Kinder Zusatzmaterial: Das Elternabend-Kapitel, 2. Version. Verfügbar unter: https://www.carl-auer.de/media/carl-auer/sample/ZM/Kirschbaum_Klopfen_10328_Elternabend_Onlinematerial.pdf [Zugriff: 18.03.2022].
Künzler, A. (2010): Neurokörperpsychotherapie? In: A. Künzler, C. Böttcher, R. Hartmann u. M.-H. Nussbaum (Hrsg.): Körperzentrierte Psychotherapie im Dialog. Grundlagen, Anwendungen, Integration. Der IKP-Ansatz von Yvonne Maurer. Heidelberg (Springer), S. 121–136.
Lemm, S. (2021): Pressemitteilung. Ergebnisse aus zweiter Befragungsrunde COPSY-Studie: Kinder und Jugendliche leiden psychisch weiterhin stark unter Corona-Pandemie. Hamburg (Unternehmenskommunikation Universitätsklinikum Hamburg-Eppendorf [UKE]). Verfügbar unter: https://www.simki.org/downloads/Nachrichten/210211_PM_COPSY_2teBefragung.pdf [Zugriff: 11.06.2021].
Loose C., P. Graaf u. G. Zarbock (Hrsg.) (2013): Schematherapie mit Kindern und Jugendlichen. Weinheim, Basel (Beltz).
Loose C., P. Graaf u. G. Zarbock (Hrsg.) (2015): Störungsspezifische Schematherapie mit Kindern und Jugendlichen. Weinheim, Basel (Beltz).
Lorenz, J. (2022a): »Ich bin ich, weil ich anders nicht sein kann!« Selbstwirksamkeit fördern bei Kindern und Jugendlichen aus dem Autismusspektrum. In: M. Bohne u. S. Ebersberger (Hrsg.): Entwicklung empowern mit PEP. Prozess- und embodimentfokussiert arbeiten mit Kindern und Jugendlichen. Heidelberg (Carl-Auer), S. 79–90.
Lorenz, J. (2022b): Reframen statt gamen! – Junge Menschen kreativ mit Smartphone & Co für PEP gewinnen. In: M. Bohne u. S. Ebersberger (Hrsg.): Entwicklung empowern mit PEP. Prozess- und embodimentfokussiert arbeiten mit Kindern und Jugendlichen. Heidelberg (Carl-Auer), S. 115–121.
Maderböck, G. (2022): Rabe Rudi und der Wutanfall – Mit Handpuppen und Monsterparcours belastenden Erinnerungen die Stirn bieten. In: M. Bohne u. S. Ebersberger (Hrsg.): Entwicklung empowern mit PEP. Prozess- und embodimentfokussiert arbeiten mit Kindern und Jugendlichen. Heidelberg (Carl-Auer), S. 69–78.
Maur, M. (2022a): Dem inneren Meckern Gehör schenken – Unbewusste Loyalitätskonflikte mit dem ZieGe-Test transformieren. In: M. Bohne u. S. Ebersberger (Hrsg.): Entwicklung empowern mit PEP. Prozess- und embodimentfokussiert arbeiten mit Kindern und Jugendlichen. Heidelberg (Carl-Auer), S. 156–169.
Maur, M. (2022b): »Jetzt bringe ich meine PS auf die Straße!« Mit PEP Hochbegabung entfalten und (er)leben. In: M. Bohne u. S. Ebersberger (Hrsg.): Entwicklung empowern mit PEP. Prozess- und embodimentfokussiert arbeiten mit Kindern und Jugendlichen. Heidelberg (Carl-Auer), S. 91–102.

Meichenbaum, D. (1999): Warum führt die Anwendung der Imagination in der Psychotherapie zu Veränderung? In: J. L. Singer u. K. S. Pope (Hrsg.): Imaginative Verfahren in der Psychotherapie. Paderborn (Junfermann), S. 453–468.

Menges, R. (2019): Selbst.Wert.Gefühl. Ein Handbuch zur Stärkung von Kindern und Jugendlichen. Steyr (Ennsthaler).

Middendorf, J. (2018): Lösungsorientiertes Coaching. Kurzzeit-Coaching für die Praxis. Reihe: essentials. Wiesbaden (Springer Fachmedien).

Nottelmann, A. (2019): PEP als wirksame Bereicherung der Behandlung bei komplexen Traumafolgen. In: M. Bohne u. S. Ebersberger (Hrsg.): Synergien nutzen mit PEP. Die integrative Kompetenz der Prozess- und Embodimentfokussierten Psychologie in Psychotherapie, Beratung und Coaching. Heidelberg (Carl-Auer), S. 38–47.

Nottelmann, A. (2025): Potentialorientierte Traumatherapie mit PEP. Mit »Klopfen mit dem System« komplexe Prozesse leicht gestalten. Göttingen (Vandenhoeck & Ruprecht).

Pavlić, E. u. G. Joas (2022): »So will ich nicht mehr leben!« PEP bei akuter Suizidalität von Kindern und Jugendlichen. In: M. Bohne u. S. Ebersberger (Hrsg.): Entwicklung empowern mit PEP. Prozess- und embodimentfokussiert arbeiten mit Kindern und Jugendlichen. Heidelberg (Carl-Auer), S. 124–137.

Pfeiffer, A. (2018): Was ist dran am Klopfen? Eine Übersichtsarbeit. *Psychotherapeutenjournal* 17 (3): 235–243.

Pfeiffer, A. (2022): Emotionale Erinnerung – Klopfen als Schlüssel für Lösungen. Neurowissenschaftliche Wirkhypothesen der Klopftechniken. Heidelberg (Carl-Auer).

Ravens-Sieberer U., A. Kaman, C. Otto et al. (2021): Seelische Gesundheit und psychische Belastungen von Kindern und Jugendlichen in der ersten Welle der COVID-19-Pandemie. Ergebnisse der COPSY-Studie. Bundesgesundheitsblatt (2021). Verfügbar unter: https://link.springer.com/article/10.1007%2Fs00103-021-03291-3 [Zugriff: 05.07.2021].

Reinicke, C. A. (2022): Konzentration einfangen und Aufregung umlenken – ADHS mit PEP leichter gemacht. In: M. Bohne u. S. Ebersberger (Hrsg.): Entwicklung empowern mit PEP. Prozess- und embodimentfokussiert arbeiten mit Kindern und Jugendlichen. Heidelberg (Carl-Auer), S. 32–46.

Reinicke, C. A. u. M. Bohne (2019): Klopfen mit Kindern. Gemeinsam gegen den Stress und für mehr Selbstvertrauen. Anleitung für Erwachsene. Heidelberg (Carl-Auer), 2. Aufl. 2022.

Retzlaff, R. (2012): Spiel-Räume. Lehrbuch der systemischen Therapie mit Kindern und Jugendlichen. Stuttgart (Klett-Cotta), 6. Aufl.

Rohse, B. (2022): »Was stimmt denn nicht mit mir?« PEP bei Mobbingprozessen im schulischen Kontext. In: M. Bohne u. S. Ebersberger (Hrsg.): Entwicklung empowern mit PEP. Prozess- und embodimentfokussiert arbeiten mit Kindern und Jugendlichen. Heidelberg (Carl-Auer), S. 170–180.

Ryan, R. M. a. E- L. Deci (2017): Self-determination theory. Basic psychological needs in motivation, development, and wellness. New York (Guilford Press).

Schneider, S., V. Pflug u. S. Seehagen (2012): Angststörungen. In: J. M. Fegert, C. Eggers u. F. Resch (Hrsg.): Psychiatrie und Psychotherapie des Kindes- und Jugendalters. Heidelberg (Springer), 2. Aufl., S. 547–567.

Scholz, D. (2022): Der Drang, ein Held zu sein – PEP bei exzessiver Mediennutzung. In: M. Bohne u. S. Ebersberger (Hrsg.): Entwicklung empowern mit PEP. Prozess- und embodimentfokussiert arbeiten mit Kindern und Jugendlichen. Heidelberg (Carl-Auer), S. 103–114.

Silverstone, P. H. (1991): Low self-esteem in different psychiatric conditions. *British Journal of Clinical Psychology* 30: 185–188.

Sodian, B. u. U. Ziegelhain (2012): Die normale psychische Entwicklung und ihre Varianten. In: J. M. Fegert, C. Eggers u. F. Resch (Hrsg.): Psychiatrie und Psychotherapie des Kindes- und Jugendalters. Heidelberg (Springer), 2. Aufl., S. 35–59.

Sörgaard, K. W., J. U. Heikkilä, L. Hansson, H. R. Vinding, O. Bjarnason, A. Bengston-Tops et al. (2002): Self-esteem in persons with schizophrenia. A nordic multicentre study. *Journal of Mental Health* 11: 405–415.

Stein, M. u. T. Berger (2019): Neuropsychotherapie – anfängliche Euphorie. *Verhaltenstherapie & psychosoziale Praxis* 51 (2): 233–241.

Thürnau, A. (2021): Kinder psychisch kranker Eltern in der Kita. Erkennen, verstehen, stärken. Freiburg (Herder).

Thürnau, A. (2022): »Wenn es ›Peng-Puff‹ in meinem Kopf macht« Stressreduktion und Selbstfürsorge in der Kita mit dem »Gefühle-Klopf-Lied mit PEP« In: M. Bohne u. S. Ebersberger (Hrsg.): Entwicklung empowern mit PEP. Prozess- und embodimentfokussiert arbeiten mit Kindern und Jugendlichen. Heidelberg (Carl-Auer), S. 214–226.

von Witzleben, G. (2019): Das triadische Prinzip. Minimalinvasive Psychologie mit Bauch, Herz und Kopf. Heidelberg (Carl-Auer), 2. Aufl. 2021.

Waibel, E. M. (2017): Erziehung zum Selbstwert. Persönlichkeitsförderung als zentrales pädagogisches Anliegen. Weinheim (Beltz).

Wittfoth, D., J. Beise, J. Manuel, M. Bohne a. M. Wittfoth (2022): Bifocal emotion regulation through acupoint tapping in fear of flying, *NeuroImage: Clinical* 34: 102996.

Wittfoth, D., A. Pfeiffer, M. Bohne, H. Lanfermann a. M. Wittfoth (2020): Emotion regulation through bifocal processing of fear inducing and disgust inducing stimuli. *BMC Neuroscience 21: 47.*

Zimmermann, M. (2021): PEP-Set kompakt, 3. Aufl. Verfügbar unter: www.pep-wird-sichtbar.de [Zugriff: 21.03.2022].

Über die Autor·innen

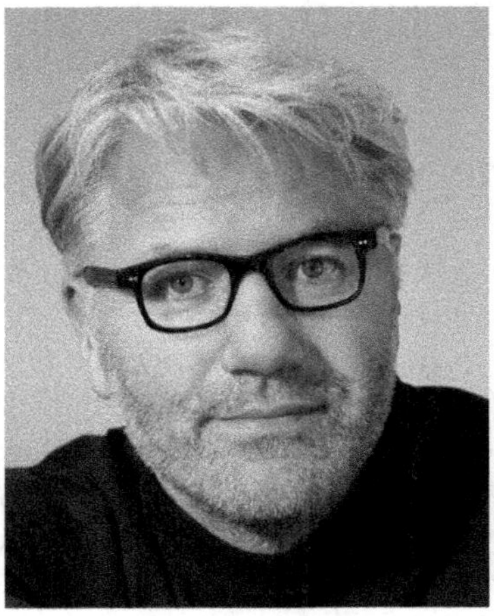

© Anja Weber | Berlin

Michael Bohne, Dr. med., Facharzt für Psychiatrie und Psychotherapie, ist der bedeutendste Vertreter der Klopftechniken in Deutschland. Er hat diese entmystifiziert, prozessorientiert weiterentwickelt sowie mit psychodynamisch-hypnosystemischem Wissen kombiniert, woraus eine neue Interventionsarchitektur namens PEP® entstanden ist. Autor und Herausgeber zahlreicher Bücher über Auftrittsoptimierung, Klopftechniken und PEP®. Gemeinsam mit Gunther Schmidt, Bernhard Trenkle und Matthias Ohler (Carl-Auer Akademie) hat er 2014 die Tagungsreihe »Reden reicht nicht!?« ins Leben gerufen. Unterstützt und initiiert Forschungsprojekte u. a. mittels fMRT zu den Klopftechniken und PEP® an der Medizinischen Hochschule Hannover. Eine aktuelle Wirksamkeits-Studie zu PEP ist eine klinische Studie der Jahre 2024 und 2025 zur Untersuchung der Wirksamkeit von PEP bei Depressionen.

Kontakt: www.dr-michael-bohne.de

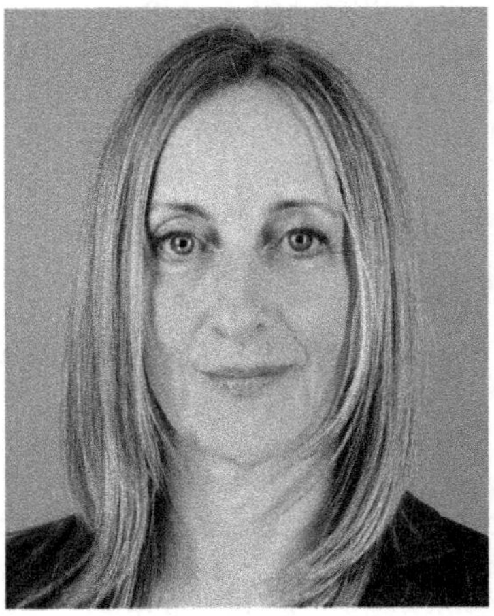

Sabine Ebersberger, Dr. rer. pol., Studium der Sozialwissenschaften, Promotion im Bereich Gesundheitspsychologie, Kunsttherapeutin (DFKGT); eigene Praxis für Kunst- und Psychotherapie, Coaching und Supervision in München. Schwerpunkte: Selbstwert, emotionale Entlastung, Resilienz und Methoden wie PEP und LOM®, die auf neurowissenschaftlichen Erkenntnissen beruhen und Selbstwirksamkeit unmittelbar erfahrbar machen. Publiziert in Fachmedien und entwickelt therapyTOOLS – Materialien für Therapie, Beratung und Coaching. Gemeinsam mit Michael Bohne im März 2020 Start der nichtkommerziellen, ehrenamtlichen Initiative INNEN-LEBEN *(www.innen-leben.org)* zur emotionalen Selbsthilfe während der Covid-19 Pandemie.

Kontakt: www.sabineebersberger.de